女性肿瘤与性

Woman Cancer Sex

原　著　Anne Katz
主　译　李小平
主　审　魏丽惠

北京大学医学出版社

NVXING ZHONGLIU YU XING

图书在版编目（CIP）数据

女性肿瘤与性/（美）卡茨（Katz, A.）著；李小平等译．
—北京：北京大学医学出版社，2011.10
书名原文：Woman Cancer Sex
ISBN 978-7-5659-0265-9

Ⅰ.①女… Ⅱ.①卡… ②李… Ⅲ.①女性-肿瘤-研究 Ⅳ.①R730

中国版本图书馆 CIP 数据核字（2011）第 192658 号

Woman Cancer Sex
Anne Katz
© Peking University Medical Press 2011. Authorized translation of the English edition © 2009 by the Oncology Nursing Society. This translation is published and sold by permission of the Oncology Nursing Society, the owner of all rights to publish and sell the same. Because translations from English may not always be accurate or precise, ONS disclaims any responsibility for inaccuracies in words or meaning that may occur as a result of the translation. Readers relying on precise information should consult the original English version.

北京市版权局著作权合同登记号：图字：01-2011-1337

女性肿瘤与性

主　　译	李小平
出版发行	北京大学医学出版社（电话：010-82802230）
地　　址	（100191）北京市海淀区学院路 38 号 北京大学医学部院内
网　　址	http://www.pumpress.com.cn
E - mail	booksale@bjmu.edu.cn
印　　刷	北京画中画印刷有限公司
经　　销	新华书店
责任编辑	陈 奋　　责任校对：金彤文　　责任印制：张京生
开　　本	889mm×1194mm　1/32　印张：6　字数：167 千字
版　　次	2011 年 10 月第 1 版　2011 年 10 月第 1 次印刷　印数：1-3000 册
书　　号	ISBN 978-7-5659-0265-9
定　　价	29.00 元

版权所有，违者必究
（凡属质量问题请与本社发行部联系退换）

参译人员

（按姓氏拼音排序）

包晓霞　北京大学人民医院
陈勇华　青岛大学医学院附属烟台毓璜顶医院
郭红燕　北京大学第三医院
李小平　北京大学人民医院
廖秦平　北京大学第一医院
刘冰洁　北京大学人民医院
鹿　群　北京大学人民医院
吕　涛　北京大学第一医院
时　晓　北京大学人民医院
孙春玲　北京大学人民医院
王　悦　北京大学人民医院
王建六　北京大学人民医院
魏丽惠　北京大学人民医院
徐　涛　北京大学人民医院
徐启英　青海大学附属医院
薛　辰　北京大学第一医院
杨　帆　北京大学人民医院
杨　柳　北京大学第三医院
曾　桢　北京大学第一医院
张　渺　北京大学第一医院
张乃怿　北京大学第一医院
赵丽君　北京大学人民医院

从内心无数次感谢我的爱人 Jen Hellwig,
是他给我建议来撰写此书

编者前言

作为肿瘤患者的性咨询工作者,我在长期的临床实践中接触了很多女性肿瘤患者,如乳腺癌患者、宫颈或子宫肿瘤患者。另外,对于患有淋巴瘤或白血病、黑色素瘤及皮肤癌的女性患者,很多医疗工作者从未考虑过她们与治疗相关的性问题。

所有这些患者用不同的方式处理她们的疾病以及与疾病相关的问题。面对自己在生活与交往中的变化时,她们都在不断应对,但是大多数人还是非常悲伤。这些患者感动着我,激励着我。幽默是一个伟大的治疗师。因此,我与一些患者一起大笑,与另一些患者一起哭泣,即使没有看到他们的眼泪流下来。

那些从我这样一个专职从事这方面工作的人这里得到帮助的患者,是多么的幸运与勇敢。然而,成千上万的女性肿瘤患者或带瘤生存者,以及遇到问题却不能得到专业人士的帮助,或者因为恐惧而不敢向她们的医疗保健者寻求帮助的患者该怎么办?那些试图向她们的医疗保健者咨询,却被告知她们的想法与肿瘤和治疗没有任何关系的患者该怎么办?

本书献给这些女性患者以及深爱她们的人们。

序

性是人类的本能之一，对于人类，性活动除为繁衍，还包含更多精神的内容。其中性欲是一种性心理活动，受生理、心理和社会等方面的影响，是人类生活的重要组成部分，是人们生活中不可缺少的，然而又是神圣的活动。作为女性肿瘤患者，由于其患病的特殊部位带来的精神和心理的压力，以及经历各种治疗打击等多方面的影响，对性的问题更为敏感，性功能障碍更易发生。

据报道，女性癌症患者经治疗后，几乎一半会遭遇性功能的问题。这些与性相关的问题来自患者自身的身体、情感或心理，也来自患者的家庭、社会等多方面的影响，直接关系到患者的治疗效果和生活质量，也关系到她们的社会公众形象和对异性的吸引力，直接影响婚姻及家庭的稳定性。疾病治疗后的性生活从某种意义来说，也体现一个女人的社会价值。

随着医学的进展，恶性肿瘤作为慢性病的理念得到广泛共识，医务人员应从肿瘤诊断开始，关注患者的生活质量，尤其是关注疾病所引起的性问题。随着肿瘤通过治疗获得缓解，患者已逐渐康复，此时，性生活康复将成为重要部分。充分了解手术、放疗和化疗对性及其影响，个体化地进行患者及其伴侣的咨询指导具有重要意义。在夫妻感情生活中，女性患者渴望表明自己是仍保留有性能力的，男性伴侣也渴求性生活。因此，在肿瘤诊治以及随访的过程中，医师不仅应重视对肿瘤本身进行治疗，也应关注患者的性功能、性活动和性情感，并加以指导，以提高患者的生活质量，利于患者康复。

Katz博士编写的《女性肿瘤与性》一书对"性"这样一个敏感且常常难以启齿的话题进行了科学的分析。本书分三篇，共十六章。第一篇介绍有关性的基础知识，描述性器官的解剖及功能，性是如何产生及影响性生活的因素。第二篇重点描述癌症患者的性及其发生的变化。通过介绍10位女性肿瘤患者及其伴侣的经历，由癌症及其治疗中所经历的身体和心理的不同感受，包括身体印象的改变、性冷淡、性唤起的改变、性高潮反应的改变、性交痛等，使读者了解疾病对性的影响。还有一章介绍如何与潜在性伴侣沟通的技巧。本书还提出如何解决女同性恋患者的问题以及生育与性相关的问题，尤其是肿瘤终末期患者的性问题。其中每章中，作者的解释和要点提示都将为患者提供非常实用的信息帮助。第三篇为癌症患者有关性问题提供特别的策略，包括药物和其他疗法、沟通策略及资料信息等。本书还特别提出了癌症患者的男性伴侣遇到的性问题。

本书从临床医学和社会学角度提出这一敏感话题，对于医师、患者和家属均有可读性，并具有指导意义。

本书由北京大学人民医院、第一医院和第三医院的中青年医生和研究生进行翻译，虽然尽最大努力，但书中翻译仍难免不尽其意，请各位读者给予斧正。

魏丽惠
2011年7月27日

目　录

第一篇　了解有关性的基础知识 …………………………………… 1
　第一章　绪论 ……………………………………………………… 3
　第二章　性如何产生 ……………………………………………… 9

第二篇　肿瘤和性：癌症患者的性发生了什么变化？ ………… 15
　第三章　如何改变对身体的印象 ……………………………… 17
　第四章　性冷淡 ………………………………………………… 31
　第五章　性唤起障碍 …………………………………………… 43
　第六章　性高潮障碍 …………………………………………… 59
　第七章　性交痛 ………………………………………………… 77
　第八章　抑郁症 ………………………………………………… 95
　第九章　交流与沟通 …………………………………………… 111
　第十章　女同性恋恶性肿瘤患者 ……………………………… 121
　第十一章　肿瘤患者的生育问题 ……………………………… 131
　第十二章　终末期疾病和性欲 ………………………………… 145

第三篇　寻求帮助······························ 155
　第十三章　阴道乳液和药物治疗················ 157
　第十四章　谈论性爱·························· 161
　第十五章　男人的性苦恼······················ 167
　第十六章　从哪里寻求帮助···················· 177

第一篇

了解有关性的基础知识

为什么性对自己和配偶都非常重要？性是如何产生的？影响性生活的因素有哪些？本篇将描述性器官的解剖及功能，并为本书的其余部分撰写提供基础。

第一章
绪　论

　　21世纪，性和性欲是女性生活中的一个重要方面。通过与伴侣或自身，经常的或偶尔的，自豪的或矛盾的感觉表达，意识到我们自己是有性的动物。

　　那么，性欲和性功能之间的区别是什么呢？"性欲"定义为性体验和表达我们是有性动物的方式。性欲从婴儿期开始，一直持续到老年，受家庭、社区和整个社会的规范影响。无论是否在进行性活动，它包括我们自己是男性或女性的认识，知道我们是谁以及如何与他人交往的最基本部分。即使面对挑战，我们的性欲依然存在，它不依赖于乳房或生殖器官而存在，而是存在于我们的内心、思想和灵魂中。我们的性器官也许会产生快感，但是我们头脑和心灵也同样体验着这种快感。性欲的部分内容，包含我们如何寻找快乐、亲昵和与伴侣的交流，同时还包含了如何体验性爱的思想和感觉。我们的性取向，或者说选择谁进行性生活，是性欲的内在部分内容。对于我们中的一些人，生育和繁殖是性欲的表现。所有的这些产生与宗教、文化、民族信仰和环境实践相关。对于性欲、性表达和性行为，多数人都有强烈的感觉，知道哪些是正确的，哪些是错误的；哪些是可以接受的，哪些是不能接受的。而这些也受出生家庭，受儿童、青少年和成人时所接受的教育及成长过程中所经历的事情等影响。

性功能是指作为有性动物所进行的性活动。有很多语言能够表达这个词汇。多数人有自己的语言去表达性功能这个词汇，并且用委婉的语句描述他们的行为。例如，很多夫妇称之为"亲密生活"，这既包含了"性行为"，也包含了从它流露出来的相关的情感。他们用这个词汇或许是因为他们认为说"性行为"或"性交"太尴尬。很多人更喜欢称之为"做爱"，对于他们来讲，这是描述性行为的一个更容易接受的途径。"性行为"这个词在很多方面让人困惑，对于有的人来说，它就是指与一个或多个性伴侣的性交；对于有的人来说，它或许是指自慰，对于另一些人来说，则仅指无生殖器官接触的口交。

对于个人或者夫妻，性功能的重要性在整个生命过程中是不同的。刚开始交往时，性往往是被高度重视的。我们多数人能够愉快地回想起交往的前几个月，每一次使我们心跳加速的亲吻、爱抚和眼神。但是成家后，许多妇女发现，性安排在了她们要承担的无数任务和责任的后面。当夫妻两人的性欲和需求处于不同水平时，便给夫妻关系造成了压力。更年期也可以在一段时间内改变性欲和性功能。此时，妇女的性伴侣也许正在经历她或他自己的性功能改变。急性或慢性疾病带来另一个挑战。在面对疾病的挑战时，很多人因为害怕给自己的伴侣带来伤害和疼痛，而选择忽视自己对性的需求和渴望。

癌症和性欲

有些人可能认为癌症和性欲不能够同时存在。可能是因为他们未经历过癌症，或者因为他们认为癌症患者进行性生活是我们从媒体或相关产品报道画面中见到的。如果性欲是人类的本能需求表达，那么我们应该知道，癌症及其治疗不应剥夺肿瘤患者的性生活。癌症可能会改变我们对于性的看法，但并不需要消极地去看待。当今，对于癌症治疗成功与否的评价，并不仅仅是是否治愈的评价，它还包括对患者的生活质量、对她们的伴侣和家庭影响程度的评价。因为癌症对患者的身体、心理和社会方面在内的所有方面的生活质量均有深远影响。

肿瘤发病的部位可严重影响一个妇女如何看待自己的性本能。妇科肿瘤影响妇女的生殖器官，即她们的性器官。如乳腺是体现女性的器官，乳腺癌后乳房的形状可发生改变，这对她的自我形象和身体形象有深远影响。其他癌症可能很少会影响性功能，但是因为心理、思想、精神和身体都在性中扮演着重要角色。任何癌症的经历都能够影响妇女如何接受自己、如何表达她们的性欲和性感觉。

疾病的期别与性

与其他疾病相比，癌症有其自身独特的期别。癌症的不同期别都影响着患者的性欲和性功能，在诊断癌症时最关键。当做多项检查时，她可能会感觉自己的压力太大，以至于不能享受性感觉和性行为。然而，对其他一些女性来说，性行为是她们与伴侣沟通的一种愉快的方式，可缓解心中的恐惧和不确定感。当患者在癌症确诊后，她的生活便永远发生改变，她必须学会用一种全新的方式与医疗团队合作，来制订治疗和护理计划。对于多数患者来说，癌症的确诊后初期，确实认为对其生命是一个威胁，甚至死亡的想法都有。很多患者甚至发现对性的想法似乎也很矛盾，而另一些患者在伴侣的怀抱中找到了慰藉和舒适感。在面对生命的这种威胁时，抚摸和感觉似乎有了新的含义。

癌症的治疗能够明显地影响对性的感受与表达。癌症最基本的治疗，如手术、放疗、化疗和内分泌治疗，都能够潜在影响身体的功能。这种影响可能是暂时的，也可能是持续，甚至是永久的。治疗可以影响神经、血管、肌肉、皮肤、骨骼和激素水平，同样也可以影响精神，治疗对心理和情绪的影响可能会持续数月至数年。很多患者将性暂时搁置，随着时间的推移，她们可能不再记得自己是有性动物。另外一些患者在生活中变得很悲观，并且通过各种她们可以找到的方法不再试图将伴侣和她们的身体接触，这些取决于她们的健康状况和治疗副作用的严重程度。

治疗结束后，癌症进入"慢性期"。许多患者发现随着时间的推移，她们的身体痊愈，且似乎回到了正常的状态。但这一时期又有了很大的不确定性，因为担心癌症复发，情绪的改变可引起恐惧感。一些患者确实复发了，她们再一次面临希望破灭，面临生活质量和有限生命的再一次选择。

随着癌症诊断和治疗取得显著进展，越来越多的患者可长期生存。据美国癌症协会 2008 年报道，在美国，2003 年至少有 10.5 万癌症患者生存，1996—2002 年，癌症患者的生存率较过去十年上升了 51%。癌症患者奇迹般地生存，可能与她们结束治疗后，立即回到自己以前的生活，恢复自己癌前的自我意识，包括恢复自己的性功能等有关。事实上，一些患者恢复了性生活，但是一些患者未恢复。很多患者发现在治疗期间和治疗康复期间，她们需要做的改变是开辟一个新的世界，不断地调节自己的生活或性生活。有些患者在急性治疗期间停止了性生活，她们并未尝试过恢复以前的性生活。对于一些患者来讲，或许是一种解脱，可能性对于她们来说并没有那么重要和愉快，癌症刚好成为了拒绝性生活的合理借口。另一些患者没有找到有用的方法，来帮助解决她们在治疗和恢复中遇到的问题。很多女性的医疗服务咨询者从来没有询问过患者，在处理自己性功能的改变上是否有问题和需要帮助。如果你遇到了癌症治疗期间或治疗后的性生活的问题，你不是孤单的。几乎一半的癌症患者正在遭遇性功能的问题，这些问题来自身体、情感或心理、社会等各方面。

你希望从本书中了解到什么？

我一直认为所有的癌症患者和她们的伴侣都承认存在性功能问题，并应通过最佳方式来解决性功能问题。每天我都在指导遇到这些问题的患者及其伴侣。本书描述了癌症患者的这些变化，并提供了解决这些变化的切实可行的建议。每个章节都介绍了一位患有不同癌症的女性的经历。但这些经历并不只适用于这一种癌症患者。即使你患不同种癌症，你会发现，你同这位女性患者有相同的感受以及经历相同的问题，包括性冷淡、治疗期间和治疗后身体上的疼痛、与伴侣交流困难。所有章节都包含适用于不同类型癌症患者的信息。因此，即使你认为该章并不直接适用于你，你也应该认真阅读每一章，同时邀请你的伴侣一起阅读本书。这些为什么如此重要呢？因为每一章里都有很多不依赖于癌症类型的癌症患者的普遍经验。例如，疲乏是很多治疗的共同反应，身体形象是很多女性关心的事情，它也受到癌症的影响。

本书分为三篇。第一篇介绍性功能，并且描述其如何作用，以便让你能够更好地了解常用来谈论性欲和性功能的词汇。第二篇描写癌症患者可能会经历的身体和心理的不同感受。它包括身体形象的改变、性欲缺乏、性唤起的改变、性高潮反应的改变、性交痛和面对这些改变时的情绪。还有一章介绍如何与潜在伴侣沟通这一敏感的话题。也解决了女同性恋患者的问题以及生育与性之间的问题。第三篇为女性癌症患者提供了特别的策略，包括药物和其他治疗性问题的疗法，沟通策略与锻炼的结合，并附录患者去哪里寻求其他帮助的资料。因为癌症患者的伴侣也遇到了他们自己的问题。因此，在该篇中有一章节是专为癌症患者的男性伴侣而写的。

如今，大多数确诊的癌症患者将继续生活下去，并且随着时间的推移,关于癌症及其治疗的记忆会慢慢褪去。性作为感情生活的一部分,女性患者渴望继续表明自己是有性能力的。本书将为你提供经历癌症的挑战之后恢复自己的性生活所需的信息和工具。

(刘冰洁译 李小平校)

参考文献

American Cancer Society. (2008). Cancer facts and figures, 2008. Retrieved November26, 2008, from http//www. cancer. org/docroot/STT/contents/STT_1x_Cancer_Facts_and_Figures_2008. asp

第二章

性如何产生

谈起性,我们需要了解性所涉及的解剖结构及性活动的过程。其中对男女生殖器官的解剖结构部分已了解很多,但还需要知道这些器官是如何参与到性活动过程中的。在这个领域,我们仍需要不断地学习,了解和掌握有哪些疾病,如癌症,是如何影响性的,并不断地、更加深入地学习。因此,有必要从了解男女生殖器官的解剖结构开始。

性有关的解剖学

女性有乳房、腰部以下耻骨联合区域(阴阜)、外阴(包括阴蒂、大阴唇、小阴唇以及阴道口)、阴道及子宫颈,子宫颈连接到子宫及输卵管。卵巢位于腹腔,可产生相应的性激素,影响性功能。

乳房在青春期逐渐生长和发育,是女性的第二性征,由丰富的脂肪组织和一种特殊的称为乳腺体的组织构成。脂肪组织维持乳房的大小和形状,而腺体在分娩后能够分泌乳汁。每个乳房上都有一个乳头,在其周围有一圈颜色较深的皮肤区域,叫做乳晕。乳头和乳晕上分布着一些非常敏感的神经末梢,它们在性唤起中起着重要的作用。

女性生殖器分内、外两个部分。外生殖器指生殖器官的外露部分。阴阜为耻骨联合前面隆起的脂肪垫,青春期此区域皮肤上开始生长阴毛。大阴唇为靠近两股内侧的一对隆起的皮肤皱襞,在阴道口处反折,外侧面皮肤长有阴毛。小阴唇为位于大阴唇内侧的一对薄皱襞,包绕尿道口以及阴道口。此区域含有丰富的神经末梢及血供。在性唤起中,此区域充血、膨胀,色泽加深。

阴蒂为阴阜下方,两侧小阴唇之间的顶端的组织。它有人体中最丰富的神经末梢,分布甚至超过了男性的阴茎。以往的观点认为阴蒂是一个很小的器官,大小犹如一颗豌豆,许多医学教科书也是这样描述阴蒂的。但是现在我们知道很大一部分阴蒂隐藏在阴道入口侧后方。事实上,在阴道口一侧后就已经有阴蒂组织了。只有很小一部分的阴蒂是外部可见的,且它被阴蒂包皮覆盖。

阴道口前方有尿道口,后方有肛门。阴道为 3~5 英寸长的管状结构,阴道壁覆盖一层充满血运的黏膜,但是神经末梢分布少,这对于要经阴道分娩一个 9 磅重的婴儿可能是件好事。然而阴道下 1/3 近阴道口的位置有较多的神经末梢。阴道经常处于前后壁相接触的塌陷状态,阴道壁有许多褶皱,同时阴道黏膜上皮细胞能够分泌一些液体,以保证阴道的湿润。

宫颈位于阴道的顶端并且通向子宫,能够分泌黏液以滋润阴道。宫颈有丰富的神经和血管分布,为生殖器官供血。子宫是呈倒置梨形的肌性器官。输卵管由两侧宫角发出,直达卵巢。卵巢可产生卵子及性激素,如雌激素、孕激素及睾酮。

现在来简单地了解一下男性生殖系统。男性外生殖器主要是阴茎和阴囊。阴囊中包括睾丸,可产生雄激素。阴茎包括阴茎体和阴茎头，阴茎头被包皮覆盖。许多家长会在孩子幼小的时候给他们行包皮环切术。尿道贯穿阴茎全长，其作用是排泄尿液和射精。男性内生殖器主要包括输精管、精囊腺和尿道球腺等，输精管的主要作用是将精子输送至前列腺，精囊腺主要产生精液的液体部分，尿道球腺主要分泌蛋清样碱性液体，参与精液组成。男性内生殖器另一重要的器官为前列腺，位于膀胱底和尿生殖膈之间，可分泌前列腺液，前列腺液是精浆的重要组成成分，也具有运输功能，射精时可促进精液排出。

激素的作用

大脑中的下丘脑和垂体控制卵巢和睾丸中的激素分泌。这些激素（包括雌激素、孕激素和雄激素）在维持男女性特征和性功能方面起着重要作用。另外一种激素，称泌乳素，在性欲中也起重要作用；而催产素也是在性高潮时分泌的。女性的雌激素和孕激素水平均比男性要高，而雄激素要低于男性。

雌激素参与性器官成熟、乳房和体毛的发育以及月经周期的调节。雌激素也被称作性唤起激素，因为它能促进阴道中润滑性液体的分泌。

性反应周期

大脑通常被认为是最大的性器官，部分原因是由于大脑在性思维和性幻想、性渴望的产生及快感的体验上起着重要的作用。现代性学说由 Masters 和 Johnson 于 20 世纪 60 年代提出，他们将人类的性活动分为四个阶段（兴奋期、平台期、高潮期、消退期），它们序贯出现，且性活动中男、女性均经历这四个阶段。这四个阶段是根据性器官的充血及肌肉收缩程度进行区分的。

兴奋期

这是性活动的第一阶段。在此阶段，人的心跳加速，血压上升。充血导致性器官膨胀，乳房增大，胸部皮肤充血潮红，生殖器增大，阴蒂增大，大、小阴唇充血、膨胀，逐渐分开，阴道上2/3扩张，阴道壁由于分泌液体而湿润。

平台期

此期性兴奋达到更高的强度，呼吸加深加快，阴道下1/3段的黏膜发生显著的充血而呈明显的缩窄，阴道上2/3进一步扩张。子宫位置上移，小阴唇由于充血而颜色加深，阴蒂勃起，同时乳房继续增大，乳头变硬。

高潮期

在这一期，肌肉收缩并且有强烈的快感，骨盆肌肉收缩15～20次；往往在一次强烈的收缩后，紧随3次或更多次较弱的收缩，肛门括约肌及子宫也会收缩。呼吸、心跳加快达到最高峰，同时伴随强烈的快感，由会阴部辐射至全身。

消退期

在此最后阶段，机体恢复到之前的状态。肌肉紧张消退，心率、血压和呼吸逐渐恢复至正常，生殖器官充血消退，所有器官恢复至正常的大小及色泽。

值得注意的是，在这一性反应周期模型中并没有提到任何有关认知及心理的因素，忽略了大脑的功能。很明显，该模型没有包括性渴望或者性欲的部分。Helen Singer Kaplan，Masters 和 Johnson 的学生，将"性欲"引入到人的性反应周期中。她认为性活动有三个阶段：性欲的产生期、兴奋期和高潮期。Singer 认为主观的性欲是性反应周期中很重要的部分。在她的模型中，兴奋期中女性生殖器官充血并润滑，高潮期是由一系列的肌肉收缩组成的，不同于 Masters 和 Johnson 的学说，Kaplan 的理论认为性反应的三个周期是各自独立的，并不一定序贯出现。所以，人们可以不经过第一个阶段而直接进入兴奋期，但是大部分人仍然按照顺序的方式来解释她的理论，因为性活动表现的就是一个顺序的过程。

Rosemary Basson 提出了一种更新的性反应周期理论。该模型是一个循环周期，更加注重女性的想法和感受（图 1）。Basson 认为女性有很多理由引起性欲，包括幸福的感觉、亲密的情感和无消极抵抗进行性的情绪，这一动机使女性通过她的性伴侣而使性欲得到提高，体现在生理和心理两个方面，随之而来的性唤起。在这一阶段，女性意识到自己确实想变得更加性感，更加具有性吸引力，这种感觉强于性欲，从而激发了一次性活动。Basson 认为在女性的性满足中，性高潮并不是必须的阶段，看到性伴侣享受这一性过程，同样也会给她带来满足感。满足感使得女性增强对未来的性经历渴望的动机，同时使得她更期待下一次的性经历。

小结

本章介绍了生殖器官的解剖结构及生理功能，但是性并不仅仅是这些生殖器官和解剖学功能的组合，性是多种器官的、性激素和行为学的组合。了解这些生殖器官的解剖学位置和功能及性如何产生是很有必要的。因为这样，我们才能理解在癌症患者或在癌症治疗过程中性将如何发生变化。癌症不仅仅影响机体，同时也影响和改变着性爱方式。

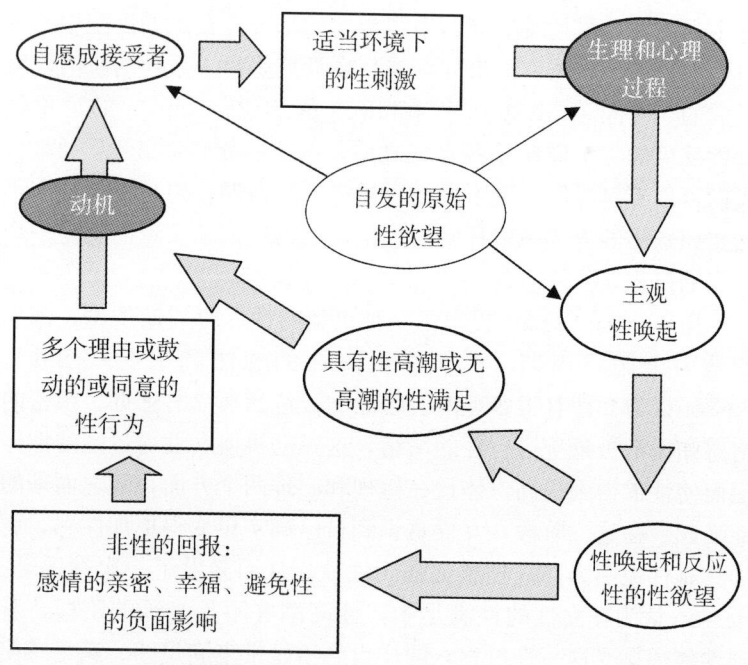

图1 Basson的性反应循环,显示了在性过程中可变的、自发原始性欲的反应性的性欲望应答过程

一位女性主动或者同意发生性行为的原因包括为了表达爱意、生理愉悦的享受、感受感情上的亲近、愉悦她的伙伴和增加自己的幸福感。这就导致了她愿意去寻找和有意识地关注性刺激。这些刺激是经大脑处理,受心理和生理多种因素的影响,由此产生的状态是一种主观的性兴奋。持续的刺激使性兴奋和快感更加强烈,触发对性本身的欲望。此刻,原始冲动的性欲都呈现出来了。当刺激持续足够长的时间,且女性能保持专注,可产生性高潮或无性高潮的性满足,并享受性唤起的感觉,且免于任何诸如疼痛等性负面结果的担忧。

Note. From "Women's Sexual Dysfunction: Revised and Expanded Definitions," by R. Basson, 2005, *Canadian Medical Association Journal*, 172 (10), p. 1328. Copyright 2005 by Canadian Medical Association. Reprinted with permission.

(徐启英译 孙春玲 李小平校)

第二篇

肿瘤和性：癌症患者的性发生了什么变化？

在本篇中，你将会了解到10位女性癌症患者及其伴侣所经历的癌症及其治疗带来的性困难。

你将从自己的角度去理解她们，如何与命运抗争，如何克服或者适应这些与性有关的问题。

Katz医生的解释能够帮助你试着去处理同样的问题；要点提示将给您提供有关性及治疗相关的真实、有效的信息。

第三章

如何改变对身体的印象

当照镜子时，看到自己发生变化

乳腺癌的女性患者都会经历自己的身体明显变化的过程。身体的形象是一个非常复杂的东西。我们从镜子里看到的并不能真实反映事实。这句话是什么意思呢？在我们每个人自己的头脑里，都有自己的外表印象，且经常对自己进行评价：太胖了、太瘦了或者忽胖忽瘦。通常我们每个人对自己的评价都很苛刻。

我们一直被灌输什么是美的事物和"应当"如何看待美丑。自我们年幼起，便从父母、祖父母和兄弟姐妹、朋友、老师、教练等许多不同地方得到讯息，特别是从媒体上得到的信息，都是残酷无情的：尤其是那些拿去印刷前被修改过的照片，作为理想中的完美女性给我们打击。现实生活中，如模特和女演员通常非常年轻，她们都拥有不健康的生活方式，但并不会向我们展示她们真实的生活。

本章将讲述一个叫 Sheila 的 55 岁女性的故事，她因患有乳腺癌，进行了一侧乳房切除术，随后进行了乳房重建。你将从她的故事中得到如下启发：
- 如何应对自己身体发生的变化。
- 学会如何接纳"全新"的身体。

Sheila 的故事

55 岁的 Sheila 在一家大型法律公司担任法律秘书。2 年前，她与 Paul 结婚。在此前她已离婚近 10 年，现在和她的第二任丈夫仍处于"延长的蜜月期"。由于 Sheila 的母亲死于乳腺癌，所以多年来她每年都进行常规的乳腺 X 线检查，且很关注自己的身体检查结果。6 个月前，在洗澡时她发现自己的乳房有些异样。于是立即与她的家庭医生取得了联系，并进行了一次诊断性的乳腺 X 线检查。检查结果显示可疑，于是进行活检，最后诊断为乳腺癌。

当她得知病情的时候，原本幸福的生活被彻底打破了，不幸的事情发生了。一种强烈的意识促使她必须"做点什么"，经过咨询外科医生后，决定尽快进行手术。在术前 2 周，她抓紧时间处理了工作的事情，并将病情告诉了和她在一起的法律公司同事，即老板，并要求他替她保密。她计划在手术后暂时离职 6 周，并尽可能只让很少的人知道此事。

Katz 医生的解释

在肿瘤明确诊断后，通常需要立即做某件事情，尤其手术需尽快完成或急诊手术。但通常不同的手术方式可能会导致不同的结果，应该听听其他人的意见或想清楚自己究竟要如何选择。

一些女性患者想尽可能让最少的人知道自己的病情，尽量保守秘密，只告诉一些亲密的朋友和不得不告诉的人，比如老板。这样做有正面和负面影响的双重性：一方面，保守秘密可以使询问你情况的人尽量少，你不必经常和他们讨论这个话题；另一方面，也使支持你的人减少了。但是，每个人如何选择，应该个体化，你可以告诉许多人，也可以将此告诉很少的人。

要点提示

- 你不必同时让所有人都知道你的病情，也不必告诉任何人所有事。那些和你关系密切的人自然会很快发现事情有所变化。因此，你可告诉一两个人，让他们再去告诉其他朋友。
- 其实，告诉别人关于你的肿瘤病情真的会使人厌倦，且不会打动他们。这就是为什么只告诉一两个朋友或家人的原因，让他们再去告诉其他熟人，是一个明智的选择。

手术来临的时候

Paul 在手术前几周非常支持妻子，但他在许多方面感到非常失落，并且不知道做什么来帮助妻子。Sheila 同样对他采取了回避，但他试着尊重妻子的决定。他们彼此相识快 3 年了，但这次是他们不得不面对第一次真正的巨大挑战。Pual 的第一任妻子是个酒鬼，当他与 Sheila 开始交往，他就与前妻离婚了，如今他担心与 Sheila 的婚姻也会出现危机。

在手术前一周，Sheila 同给她进行乳房切除术的医生约谈。外科医生询问 Sheila 是否需要进行乳房重建，她回答"当然"。在外科医生办公室，护士和乳房整形医生进行了预约，随后她就同乳腺外科医生进行谈话。

乳房整形医生的办公室看起来奢华和诱人，但 Sheila 却几乎没有注意到周围的环境。她每次独自一人去参加会面，这一次也不例外。Pual 想和她一起去，且想给予她支持和鼓励，但她总以他工作忙，没有时间为由，不让他参加。另外她也很好，不用他担心。于是 Pual 没有陪同，但他感到让她一个人去参加所有的会面非常不好。当她来到整形医生的办公室，接待的护士很热情地与 Sheila 寒暄。

要点提示

● 如果你不想带任何人和你一起参加医学会面，可询问你的卫生保健者是否可以将你和他/她的谈话录音。你可以使用磁带录音。许多人发现用磁带录音会很有帮助，可不断温习谈话内容和需要注意的各种事情。

Katz 医生的解释

女人们有时试图想自己做每一件事，且不让自己的伴侣知道。就像这一次在手术前，许多妇女都拼命寻找能够掌握自己命运的感觉，自己选择做所有的决定或许是一种掌握命运的方式。但这种方式，对于自己的伴侣却是一种伤害，他们感觉生活失去控制，并且对未来感到很害怕。

因此，带上伴侣或者值得信任的朋友去参加医学会面，可能会起到一些重要的作用：四只耳朵总比两只耳朵好，可从卫生保健者那里获得更多有帮助的信息。你的同伴或许也能和你一起讨论刚才所讲的信息。当你有很多问题的时候，卫生保健者的话或许已经从你的头脑中消失，如果有人陪同，就能帮助你理清混乱的思绪，且在以后的生活中给予你提醒。

选择一个乳房

整形医生没有让 Sheila 等待太长时间，很快他们进行了有关乳房重建整形手术细节的谈话。Sheila 有两种选择：一种是来自于下腹部皮肤和脂肪之间的横形腹直肌瓣（TRAM），植入到乳房被切除的位置，另一种是用盐水乳房假体植入替代乳房。外科医生概括两种术式的优点和缺点，并且提出建议。因为 Sheila 太瘦，在腹部没有太多的脂肪，盐水乳房假体植入术可能是更好的选择。Sheila 立即表示同意，并希望在乳房切除术后即刻进行。这意味着她的手术可能耗时更长，但也意味着她只用一次手术就可以解决。她签署了手术同意书，当正要离开检查室的时候，护士进来了，询问她是否想要看看其他进行同样手术妇女的照片。Sheila 拒绝了，她想早点回去上班，认为这是在浪费时间。看照片又能起什么作用呢？现在她只是想早点结束所有的事情。

Katz 医生的解释

许多妇女在乳房切除术后，想立即进行乳房再造，这种立即完成每一件事的想法在某种程度上是可以理解的。因为她太瘦，因此并没有其他手术方式可选择，而直接同意了盐水假体植入。Sheila 在这次会面时犯了一个错误，她拒绝看其他妇女进行手术时的照片。这些照片其实是非常有帮助的，它们展现了进行盐水假体植入手术后的有效的画面。如果没有这些真实的照片，许多妇女要么对再造后的乳房外观不会产生积极、乐观的心态，要么在头脑里没有真实的画面。这将导致后来失望的结局，如同我们即将看到发生在 Sheila 身上的故事。假设某些事情没有发生或没有引起足够的重视，将导致在接受手术后产生不适应的问题。

要点提示

- 应该要求看一下其他和你经历相同的妇女手术过程的照片，并且不仅看乳房的效果，也要看横形腹直肌瓣植入的过程，因在他们的下腹部也有手术瘢痕。
- 查找一下乳腺癌的当地妇女援助组织。在此组织中，与你相似的经历妇女会告诉你现在她们乳房和身体的感觉如何。
- 尽管你可能觉得回避讨论与治疗决定相关的问题可能是有帮助的，但我们认为如看其他已做手术的妇女的照片，利于积极选择和预后。

手术

很快,Sheila 的手术时间到了。Paul 开车将她送到医院,在车上,她显得非常安静。这种情况和预想的不一样。自从她的病得到确诊以来,她没有真正和 Paul 交流过。她坚持不让 Paul 陪伴她,但这次他还是和她一起来到医院,直至医护人员将她送进手术室才离开。然后 Paul 继续回去工作,多数时候,他打开电脑屏幕,等待着妻子从手术室出来给他回电话。

Sheila 在术后的疼痛中醒来,不知道自己身在何处,过了几分钟,她才想起自己身在何处,但疼痛仍然持续。观察室的护士讲解了关于吗啡泵的用法及镇痛治疗的目的。不一会,疼痛又来了,她就开始加大了药物剂量开始镇痛。她的胸部有种被压和阵阵发热的感觉。她的手不时地碰到厚厚的从她的胳膊下一直缠到了腹部的绷带。很快,Paul 出现在她身旁,当他握着她的手时,她勉强地笑了一下。

Sheila 在术后几天内,伤口一直有排液,她向随访的护士寻求帮助,希望换衣服时得到帮助,但不想让 Paul 来协助。她的恢复速度远比希望的慢得多,她发现在多数下午的时候,自己需要休息。Paul 请了两周假来照顾 Sheila。但他感到自己没事可做,发现唯一能做的事情,就是每天晚上在家做晚餐。Sheila 也不同 Paul 谈论自己的感受或者她的想法。Paul 想等待一段时间,他深信原来的 Sheila 仍会重新回到自己身边,并且相信生活会重新步入正轨。

Katz 医生的解释

许多女性对自己期望太高,当她们在术后发现乳房不能像正常一样有弹性时感到非常失望,特别是手术和麻醉会消耗非常多的体力。此时,你真的很需要时间来恢复。

> 许多妇女不想让自己的伴侣看到手术过程,帮助她们更换衣服或清洗伤口。这没有正确和错误之分,但专业人士的帮助是很有必要的。然而始终让你的伴侣不去面对你身体的改变,也许会疏远你和他之间的情感。一些伴侣不想看见瘢痕或其他任何一些东西,甚至看到了会令他们呕吐。但是其他一些伴侣却很愿意看到,并且希望帮助自己的妻子换衣服或为她做一些事情。

接下来会发生什么事情……

Sheila 接到了主治医生的电话,告诉她的乳房组织的病理检查结果,她必须进行化疗。虽然她事先已经知道了化疗的可能性,但现在对结果仍然感到很不安。为了帮助病侧手臂的活动,她每天都需要进行物理治疗。因此,她不再需要别人帮她穿衣服了。她逐渐注意到再造乳房的肿胀程度,整形医生告诉她,这是正常现象,随后几个星期或几个月,她将会持续了解恢复的情况。

Sheila 在乳房切除术后 6 周就接受了化疗,身体恢复很顺利,她觉得很快就可以重新恢复到以前正常的样子了。她延长了病假的时间,老板对此很理解。但是她和 Paul 的关系却和以前不一样了。她仍然保持着距离,但他们俩都想极力恢复以前的亲密关系。Sheila 觉得向 Paul 讲述自己的感受很难,Paul 也不知道做什么来接近她,甚至他试图做了一切他能想到的事情。餐厅中浪漫的晚餐看起来也不奏效,因为她想到他们的财政情况,觉得是在浪费金钱。他试着给她买花,但她把花和葬礼联系到一起,于是他再也没有去买过。

> **要点提示**
>
> - 在发生感情危机的时候,很容易陷入旧的行为交流方式。多数时候,你很可能把自己的感觉和过去的事情进行一次长的对话。
> - 但是如果你不能和你关系最密切的人进行谈话,那么这样做是错误的。你的伴侣很可能并不知道你正在干些什么,但他的确想帮助和支持你。
> - 不要让你的伴侣因为他什么也没有做,而产生受到惩罚的感觉。

Katz 医生的解释

通常依据体检中发现的乳腺癌性质和切除组织类型来判断是否需要化疗。这些治疗通常在身体开始恢复 6 个星期后进行。疾病可治疗,而情感上的恢复却是另外的一番情景。

这对夫妇似乎要分开了,彼此都不说话。他试着为她做一些事,而她仍冷落他。她多数时候都自己面对,认为这是自己的事情,应由自己来决定,但却让他很受伤,感到把他排除在外。他的前妻是一个酒鬼,他们之间无法交流。他和 Sheila 也陷入这种模式之中。她回避他,他想要接近她,她又冷落他。他试着做其他一些事情,她却再一次回避他。

关于"性"

Paul 失去了他们曾经拥有的最亲密的东西,比如性。自从她被确诊为乳腺癌后 9 周,就再也没有性生活。他不愿意把话题转移到性上,但是他却十分想念她的身体和他们之间的性爱。另一件让他十分烦恼的事情就是,她再也不在他面前脱衣服了。当她准备睡觉时,她会去浴室,并随手将门锁上,早上她会在衣橱里穿好衣服再出来。

Katz 医生的解释

尽管他的妻子已经经历了许多，比如诊断、手术及化疗，但 Paul 仍然想与她进行性生活。这不是异常的或者感觉迟钝，他们之间的关系要重新开始，而性爱是对伴侣表达爱意的方式，同时也是减少压力和放松身体的一种方式，它能让双方感觉良好，并使相爱的人心灵相通。

> **要点提示**
> - 不让自己的伴侣看到自己的身体，会使他们很不高兴。
> - 他们想象自己身体的变化可能会比真实糟得多。
> - 希望我们能看清所有一切，因为在镜子里看见的是不真实的，是被痛苦和害怕扭曲了的形象。

Sheila 不再在 Paul 面前脱衣服，这似乎是个小小的举动，但会带来很大的影响。在伴侣前裸露是一种分享珍贵的和特别的事情。我们中多数人不会随意在其他任何人面前裸露自己，除了在自己的伴侣或者可能还有一些非常亲密的朋友面前。随着时间推移，皱纹和白发增加，但我们看到自己伴侣的裸体，仍然是视觉刺激。在 Sheila 和 Paul 的例子中，因为手术后，他没有看见过她裸体的样子和再造的乳房，他头脑中可能再也没有她身体原来样子的印象。他可能会去想象一些根本不存在的东西，这样可能会潜意识地改变他的反应，除非他最后被允许看到她的新乳房是什么样的。

如今拥有的秀发，明天可能不再

Sheila 开始化疗，她已做好呕吐的准备，可能因为她在治疗前后服用一种鸡尾酒疗法的药物。她紧张不安地等待头发脱落。一般化疗将近 2 周后才脱落。第一缕头发在星期二早上沐浴时，掉落在地板上。Sheila 仍对脱发十分意外，她呆了几分钟，任凭热水冲过她的后背，她掩面而泣，庆幸的是水的声音掩盖了她悲伤的情绪。稍后她告诉了 Paul，请他帮助理发，因为她不想每天经历一次次脱发的伤痛。

那天晚上，Paul 用推子将她的头发剃干净。当做这件事的时候，他很高兴地站在她身后，他不确定她是否想要看他的脸，但他已经很高兴了，终于可以有机会接触自己的妻子了，已经有3个月没有机会为她做任何事情了。当理发时，他的手在她的头上反复移动，本来是件很痛苦的事，他却感到非常高兴。他告诉她自己有多么想她，并想念在她患乳腺癌之前两人的甜蜜生活。当他说到自己非常孤单时，却忍不住哭了，她也承认自己非常孤单，将丈夫拒之千里又要寻求丈夫的支持是多么的困难。

Katz 医生的解释

最后 Sheila 不得不寻求帮助。在请求 Paul 理去自己的头发时，她实际上给了他一个巨大的礼物。在几个月以来，他能第一次以密切的方式接触她，让他热泪盈眶。Sheila 敞开自己的一点点心扉，告诉他自己是多么艰难和需要帮助。这是很有意义的，对一个妇女如何从自己现实的痛苦"脱发"中走出来的一点点感觉和理解。

毛发去哪儿了？

一周后，Sheila 发现自己的阴毛也开始掉落。她对这件事一点思想准备都没有，再一次忍不住哭起来。当进行下一次化疗时，她向其中一个护士提及此事，护士告诉她这是完全正常的反应时，她很惊讶。为什么之前没有任何人告诉自己？仿佛心理的大坝决堤，泪水奔涌而出。她告诉护士，自己准备和其他所有看见的化疗后身体改变作激烈的斗争，但她感到非常失望，因为她想象的都没有发生。她讨厌整形后的乳房，对她的整形手术感到后悔。护士坐在 Sheila 身旁，听她诉说。当她停止诉说时，护士轻柔地告诉她，应该去面见癌症中心的咨询者。令人惊讶的是，Sheila 竟然同意了，并在化疗间期的一周后进行了预约。

Katz 医生的解释

许多接受化疗的妇女对阴毛的掉落完全没有心理准备。她们只是认为头发会掉落，如同 Sheila 一样，多数人都不等着看到头发一缕缕地掉完，而是主动将头发剃干净。但是阴毛也是如此吗？

> **要点提示**
>
> - 你的健康咨询提供者可能正等着你提问，并且你可以主动提问。
> - 一个简单的句式，如"我有关于×××（性、阴毛等）的问题咨询"开门见山来开始对话。

对于大多数妇女来说，阴毛的脱落仿佛是一次对人身的侵犯。现在的事实是许多妇女也将她们的部分或全部阴毛剃掉，作为治疗的一部分，做这样的决定远比失去它们痛苦得多。女性患者如何把自己看成是性生活正常的人，同样也是前所未有的挑战。没有了阴毛，许多妇女看到她们自己如同小女孩一样，而小女孩是不需要性生活的。因此，对于许多妇女来说，没有了第二性征与异性伴侣接触是非常巨大的挑战。似乎常理被否定了：即使没有了阴毛，而你的年龄和经历使你感觉仍然是一名妇女。但是感觉，特别是自我感觉却不符合常理。

为什么护士和其他卫生保健者没有告诉所有的女性患者阴毛可能会掉落的这个事实还不太清楚，他们只告诉所有妇女头发可能会掉落。卫生保健者也是人，他们来此工作有着他们的价值观、态度和信仰，有时候是因为保守或不好意思。不管你相信与否，你的护士、肿瘤学家或放射专家可能因为尴尬而不和你讨论性生活或身体的其他方面的问题。对于他们来说可能真的很困难，因为你的年龄比他们大很多，他们可能觉得询问这种事情会让你觉得不被尊重。他们或许担心，询问你的性生活会冒犯你的隐私。或可能还没有准备相应的话语或自信进行公开的讨论。多数时候，他们正等你提出这个话题，然后给予回答。如果你不问他们，他们也就不回答。结果就造成沟通障碍。

Katz 医生的解释

植入的乳房看起来可能和感觉不一样。对于一个 55 岁的妇女，刚开始植入的乳房比正常的乳房可能会坚硬一些、坚挺一些，且整形后的乳房也不可能有乳头。因为有时候乳房切除术后连续进行或采用手术提供的皮瓣来进行整形，触摸乳房时感觉会不同。Sheila 可能有一些地方的皮肤失去了知觉或感觉麻木，也有些地方感觉像电流，不时地通过皮肤。

Sheila 现在才被告知可能的这些后果。众所周知，在手术前，我们很少知道以后将发生的事情。还记得在前面提到的，请带另外一个人去参加预约手术前谈话的提议吗？这可能对 Sheila 有好处。但是这次当护士建议 Sheila 去看咨询医生时，Sheila 接受并同意去见一位医生。

单独咨询

Sheila 没有告诉 Paul 她将去参加一个预约咨询。自从他帮她剃头后，事情开始有了好转。在晚上他们睡觉前，她也能告诉他一些事情。但她仍然觉得在他面前脱衣服不自在，因为她知道自己现在没有阴毛，甚至更小心地锁上浴室的门。当咨询医生看到 Sheila 自己一个人来到的时候，有一点意外。Sheila 很忧郁地从肿瘤确诊谈起，讲述了自己的感受。咨询者指出了她的问题所在，很快他完全告诉咨询医生，自己对整形后的乳房有多么失望。她自己也很吃惊能够完全告诉对方如此隐私的事情，但是这种沟通感觉非常好。在谈话的最后，她同意下次预约见面同 Paul 一起来。

Katz 医生的解释

Sheila 再次悄悄地进行了单独咨询，并未告诉 Paul，她仍排斥他。心理咨询者希望她和她的丈夫一起参加，并要求下次将他带上。许多心理咨询者都希望看到病人和她的伴侣一起参加，因为这是夫妻共同的事情。一次或多次单独和患者谈话，且一次或两次与她的伴侣谈话，也常是一种心理康复的好方式。

有关伴侣的问题

当 Sheila 告诉 Paul 她曾经自己去心理咨询，并且希望下次咨询和他一起去的时候，他觉得心理受到一点小伤害。他觉得自己完全从她的生活和经历中被屏蔽掉了，但他还是非常高兴她希望他下次也在那里。他愿意为她做任何事情，只要她能重新回到他的身边。他的孤单使他如此伤心，一想到她所承受的一切，而自己却只想到他自己时，就感到内疚。

Katz 医生的解释

夫妻俩之间的事情很难说谁对谁错，很多时候对方感到内疚，Paul 的感觉就是那样。他很想念他们在 Sheila 生病前的生活。但她是经历了身体痛苦和情感创伤的人。

要点提示

- 记住，你的伴侣正在经历与你同样的事情，可能和你的方式明显不同，但的确很难了解到你爱的人在身体和感情上受到的伤害。
- 当夫妻俩不能分享思想和情感时，误会和困惑就会随之产生。

理解万岁

心理咨询远比 Paul 想象的顺利。面对提出的问题,心理咨询者鼓励 Sheila 向 Paul 说出自己的感受和恐惧。当 Paul 听到她对新乳房不满意时,感到很意外。但当她艰难地告诉他,阴毛也脱落时,他非常震惊。过了一会,他几乎想笑,但是他止住了,突然眼睛含着眼泪。他伸手想抱她在怀里,但立即感到她在抗拒,不过紧接着她接受了,并在几个月内第一次允许他紧抱着自己。

Katz 医生的解释

因为 Sheila 始终不肯表露自己的情感,因此 Paul 几乎不能理解她所经历的一切。他不知道她的感觉多么糟糕或她因身体的变化受到多么大的创伤。

当两个人不能相互沟通时,就会有许多误解和错误的猜想产生。Paul 认为 Sheila 与化疗斗争,实际上是她与身体的变化印象斗争,那是负面影响。他认为头发脱落,然后把头发理掉,她就会对脱发的感觉变好,但他怎么知道她对阴毛掉落如此伤心?他没有看见,甚至不知道可能或已经发生的。

在分开的这段时间里,两个人都在挣扎和感到孤单,最后终于在心理咨询者那里找到了对方。或许他们互相了解还不够,但绝不晚。他们的旅程即将开始,希望在人们的帮助下,他们最终能相互再次找到对方。

(包晓霞译 王建六校)

第四章

性冷淡

如今我完全没有性欲

压力或疾病常使人的性欲受到影响,很多女性在接受抗癌治疗时或治疗后会失去性欲。令这些女性患者感到困惑的是,即便身体状况已经好转,她们的性欲仍不能恢复到癌症诊断之前的水平。在向医生咨询的患者中,性冷淡是最常见的问题,她们称自己不再想进行性生活,其中有很多人甚至说她们完全丧失了性冲动。

性欲是一种复杂的现象,是生理上和心理上的双重"感觉"。很多女性并不能清楚地描述这种感觉,但是一旦失去了性欲,她们会想念这种感觉。她们的配偶或性伴侣也会因对方不主动寻求性爱,或对方对性爱缺乏反应而感到被忽略。

本章节讲述了结肠癌患者 Beatrice 的故事,她在接受抗癌治疗后性欲变冷淡。通过这一章节,你可以学到:

- 引起性冷淡的不同相关因素。
- 可供选择的不同治疗方式。
- 怎样与你的性伴侣沟通这个问题。

Beatrice 的故事

48 岁的 Beatrice 和 51 岁的 Mark 结婚已经 25 年了，俩人住在一所大房子里，距离美国中西部某大城市约 1 小时车程。Beatrice 在附近的镇上做家庭医师的接待员，Mark 则在城里某医院的信息技术部门工作，他们有一个儿子 Jason，正在外地读大学。

2 年前，Beatrice 注意到便纸上沾有血迹，此前几个月，她的月经周期也开始不规律，她自以为出血与月经相关。当向家庭医生提起此事时，家庭医生建议她去看专科医生。此后 1 个月的时间内，她被诊断为结肠癌，并接受了手术治疗。术中切除了位于升结肠部位的一个中等大小的肿瘤，同时施行了结肠造瘘术。术后，大便通过腹部的造瘘口排到与之连接的袋子内。起初，Beatrice 以为造瘘只是暂时的，但扩大切除术使她不得不接受永久的结肠造瘘。随后，她接受了 6 个月的化疗，医生告诉她，尽管现在已达到了无瘤生存，但仍需要密切随访。

Beatrice 时时与她的造瘘袋进行斗争，她不得不改变穿衣的风格，选择宽松的衣裳，以掩盖随时可能被气体或粪便充满的袋子。她也开始避免在丈夫面前穿衣或脱衣，每日花费大量时间在洗手间处理腹部的袋子。

要点提示

- 与造瘘口治疗师的配合十分重要，因为他们懂得相关的知识，能够提供一些手段帮你避免问题的发生，并解决一些问题。
- 造瘘治疗师总是有一些新的装置或新的相关进展介绍给病人。

Katz 医生的解释

结肠癌的位置不同，术后患者大便的量及质也不同。学习处理每日产生的大便是术后患者生活中的重要部分。接受造瘘术的患者需要了解哪些食物更容易产生气体或气味，多久需要更换一次造瘘袋，以及在工作或社交场合如何预测问题的发生。

生活与以往不同了

在结束化疗后 3 个月,Beatrice 重新开始工作,起初只是做兼职,1 年后正式恢复全职工作。令 Beatrice 沮丧的是,她的精力却始终恢复不到生病前的状态。多数时间,她每天能做的只是上班、回家准备晚饭、看电视,然后 10 点左右就睡觉。

Katz 医生的解释

对于术后的患者来说,身体和精神上的疲劳是很常见的后遗效应,并且会持续相当长的时间。很多患者在术后不久就恢复工作,他们期待自己的身体状况能迅速好转,恢复到和正常人一样。但康复是一个漫长的过程,往往需要几个月,甚至更长的时间,身体状况才能有所好转。

要点提示

- 和你的老板协商,制订一个循序渐进的工作计划。如果你不得不违背意愿而提早恢复工作,那么下班回家后就对自己宽容一些,在做家务或准备晚饭前,试着小睡一下,因为在经历了这样一次重大的挑战(肿瘤治疗)后,你的身体需要放个假,不能再像以前一样要求自己。
- 要记得当活动超负荷时,身体会有所反应。在未来的日子里,房间可能不如所愿那般干净,你的一些社会义务也无法履行,要试着去接受这种状态,同时尽可能地获取朋友或亲人的帮助。有人想提供帮助时,就请他们帮着完成一些工作,比如清空洗碗机、叠衣服或接送孩子。这样的社交活动比收到一束鲜花或一盒巧克力要实用得多,何况人们也希望能够帮助他人。

抑郁的日子

在 Beatrice 术后恢复以及化疗的过程中,Mark 表现得很出色,下班后就陪着妻子,每次化疗或随访也尽量陪伴在其左右。Mark

一直保持着乐观的态度，认为妻子有能力战胜病魔。Beatrice 却表现得不那么自信，对长期存活以及其他很多方面都相对悲观。

在医院接受化疗期间，护士认为她有些抑郁，在其敦促下，Beatrice 与心理学家见过两次面。因为她想，与其否认自己需要心理辅导，倒不如坦然接受来得容易。心理学家认为 Beatrice 目前的心理状况是病人面对疾病时的典型反应，如果情绪不能好转，则建议 Beatrice 去找家庭医生开一些抗抑郁药，这对她会有所帮助。但 Beatrice 并没有和她的家庭医生谈及这件事，而家庭医生也习惯将肿瘤相关事宜留给肿瘤专科医生去考虑。

Katz 医生的解释

有些人对生活的态度相对消极，在任何情况下都倾向于看到最糟的方面。这种消极的态度可能会掩盖其潜在的抑郁情绪。在确诊癌症并接受治疗的患者中，抑郁十分常见，但许多人羞于承认自己的抑郁体验。尽管对一些人来说，药物可能会有所帮助，但实际上还有许多其他的方法，比如锻炼或与心理卫生专业人士进行交谈治疗，都能够有效地缓解抑郁。

要点提示

- 疲劳很像抑郁，而抑郁也会使人感觉疲倦，所以搞清楚到底是抑郁还是疲劳，或者二者皆有十分重要。抑郁本身具备一些有别于疲劳的特点，如饮食习惯的改变，食量较平时明显增大或明显变小，都可能是抑郁的征兆。另外，早醒也是抑郁的信号。究竟是疲劳还是抑郁，你的初级保健医师就能够帮你识别。
- 即便你本来就是个悲观的人，也不代表一定要受抑郁的折磨。你可以随时获得帮助。
- 解除抑郁对疾病的康复很有帮助，服用药物（如抗抑郁药）、与受过培训的专业人士（如心理医生、社工人员、咨询师等）谈话等都能帮助缓解抑郁情绪。

他想要性生活，而她不愿意

癌症给 Beatrice 带来许多不良影响，包括疲劳、抑郁及结肠造瘘等，最终导致她的性欲明显下降，这也使得她和 Mark 之间产生了一些摩擦。Mark 在性方面一向比妻子主动，婚后这些年，性生活给他们带来过欢乐，也曾招致不悦。有那么一两次，在十分糟糕的性体验后，Mark 坚持要妻子就此方面问题寻求帮助。面对丈夫的最后通牒，Beatrice 试着努力提高自己对性的兴趣。之后几个月，Mark 感到情况有所好转。但好景不长，他们很快就恢复到以前的样子。

自从 Beatrice 手术后，两人就再没有过性生活。起初，Mark 能够理解，看到承受化疗的妻子如此虚弱，他知道谈性是不切实际的。但现在从确诊到治疗癌症已经两年了，他想知道两个人何时才能恢复正常人的生活。

Katz 医生的解释

夫妻双方在性方面的兴趣水平不同的情况并不少见。许多夫妇能够努力适应彼此的需要，达到协调。但一味地妥协，并不能真正解决问题，相反则可能导致专家所说的"性饥渴"婚姻，结果产生抱怨，使得婚姻关系及其他方面也受到负面的影响。一般情况下，对性生活较为渴望的一方会感到被拒绝、被忽略，从而关闭心扉。而性冷淡的一方也很难理解自己的伴侣，认为他们总是在强求，不尊重，甚至伤害到了自己的感受。

当婚姻中的一方罹患癌症，伴侣给予的同情和理解使人感到安慰，但多数夫妇都不会认真谈及自己对性生活的想法，太多的话憋在心里，误解就会产生。

> **要点提示**
> - 即使夫妻双方有一方性冷淡,这也是两个人共同的问题,需要两个人共同解决。
> - 争吵过后,一方下了最后通牒,状况可能会有所改善,但改变只是暂时的,问题仍会继续。
> - 伴侣能够接受性生活减少或暂时中止,对性欲减低的一方是种安慰,但这种接受不可能持久,最终两个人会因各自不同的期望,而又得不到表达而产生更多的误解。

矛盾终于爆发

Beatrice 尽量避免去想性冷淡这件事。虽然她知道 Mark 因此而沮丧,但当有一天发现丈夫在浏览色情网页时,Beatrice 仍然忍不住惊讶,内心觉得恶心和失望。她不确定是否 Mark 知道她看到了这些。一天晚上,她忍不住生气地质问 Mark。Mark 也因她突然的爆发有些震惊,他尽量收起沮丧的情绪。Beatrice 也克制自己,不让眼泪流下来。几个月来,他们第一次坐下来谈论发生的一切。Mark 告诉妻子自己深爱着她,但不明白为什么她对性始终提不起兴致。由于他不想寻求婚外性生活,所以只能靠浏览色情图片和自慰来解决,达到性满足。Beatrice 只是说她一直在努力,培养对性的兴趣,但始终没什么效果。在丈夫的建议下,Beatrice 同意找妇科医生谈一谈。

Katz 医生的解释

在夫妻关系中,性伴侣双方对色情图片和自慰的态度可能有所不同。对这对夫妇来说,Mark 的忍耐已经到了一定限度,他甚至希望被妻子"抓到",从而迫使双方能够开诚布公地谈论性这个问题。

要点提示

- 像 Beatrice 和 Mark 这对夫妇一样，针对性敏感问题进行直接的沟通，可能会避免危机的发生。
- 夫妻之间谈论性的问题时，应选择在卧室外，并尽可能地运用第 12 章中提到的所有技巧。

药物能够帮助提高性欲么？

3 周后，Beatrice 约见了她的妇科医生。谈话中她泪流满面，哭诉说，如果自己不能恢复性欲，丈夫可能会离开她。Beatrice 曾在一本女性杂志上看到过能够提高性欲的皮贴。因此，她希望医生也能开些类似的药给她。妇科医生为她做了检查，发现没有器质性的疾病，尽管她的月经周期仍不规律，但阴道黏膜粉红、湿润。医生说经历过种种治疗后，性冷淡并不少见。她告诉 Beatrice，至今仍未有证据表明有哪种药物能够治疗性冷淡，但有一些方法可能会有所帮助。如和 Mark 一起阅读相关的书籍，医生还送给她几本有用的书。Beatrice 则有些不以为然，她认为自己需要快速而实际的解决方法，但她答应会看看这些书，并约定 2 周后再与医生见面。

Katz 医生的解释

想通过药物解决问题是很自然的想法，但到目前为止，仍没有任何药物能够有效地提高保留卵巢的女性的性欲（注：随着临床试验提供新的证据，这一结论可能被改变）。有相关证据表明，一种由卵巢分泌的激素——睾酮能够用来提高手术切除卵巢的女性的性欲，但这些临床试验的样本量小，且研究只持续了几周时间，而女性的维持用药需要相当长的时间，同时用药也会带来副作用，包括阴蒂增大、声音变低沉、增加心脏病的危险等。

Beatrice 目前仍有月经。因此，体内仍在分泌影响性欲的激素（更多关于激素如何影响性功能的内容见第 1 章）。

归根结底，性欲是一种复杂的现象，涉及大脑、情感和以往的经历。解决有关性欲的问题并不简单，单单靠一片或一剂药是不能完成的。

要点提示

- 性方面的问题并不是夫妇间的新问题，而是以往的行为和感觉的延续。
- 一些看似简单的解决方式，比如吃药或使用皮贴并不能改变人们多年来形成的记忆、感受或态度。夫妇间性欲的差异需要花费更多的时间和精力，努力去解决。

豁然开朗的一刻

Beatrice 在一本书中读到，即便有时你并不想过性生活，但当性生活一旦开始，却有可能感觉不错并充分地享受这个过程。Beatrice 觉得这很有用，她迅速通读了全书，发现书中对性欲高和性欲低的人都提出了建议。Mark 却有些不以为然，他觉得问题都出在 Beatrice 身上，如果她能更努力一些，一定会对性感兴趣的。

Katz 医生的解释

很多人都觉得开始任何形式的性活动首先需要有"心情"。许多研究者称其为"性反应周期"的第一步。Helen Singer Kaplan 即认为性欲是她的"三步骤"模型中的第一步。Masters 和 Johnson 则不同，他们甚至不将性欲问题考虑在其设立的模型之内（他们所做的工作详见第 1 章）。以上模型均为线性模型,意味着各个阶段是相继顺序出现的。但近些年来,性学家和性临床医生对此的理解已有所改变。

近年来,人们提出了另一种有趣的女性性反应模型(第1篇的图1)。这张图解释了性反应周期的开始是女性愿意接受她的伴侣,以此为前提,在适宜的时间和地点发生的性刺激(比如爱抚或亲吻),能够激发女性的性欲,并出现生理反应,这说明女性并不是在一开始就感受到性冲动的。该图显示,女性在性生活中得到的多方面的满足,以及与伴侣之间增进的亲密感,给予了她们进一步进行性生活的动力,并使她们更愿意接受性接触。

目前这个模型已被性临床学家和他们的就诊患者广泛接受。即便在女性不想进行性行为的时候,一些身体上的接触也能够提高性欲。同时,也使下一次性生活变得更易接受,对很多女性来说,这很有意义。

重拾性爱的乐趣

两周后,情况并没有改善,Beatrice再次找到妇科医生。她说书上的内容都很有道理,但经过这两年的经历后,她已经不知道如何接近Mark,由于手术在她身上留下了新的瘢痕和造瘘袋,她为自己的身体感到羞耻。在妇科医生的建议下,Beatrice找到了当时为自己做手术医院的造瘘治疗师,主要咨询了一些造瘘用品的问题,并约好本周晚些时候见面。

见面后,造瘘治疗师Dawn使Beatrice迅速放松下来,两人轻松地谈起那些令Beatrice不舒服的话题。Dawn认为Beatrice的感觉很常见,很多造瘘术后的患者都担心丈夫对造瘘袋的反应,害怕袋子漏了或散发出臭味,这些感受干扰了病人的性体验。Dawn向Beatrice提供了更多的阅读材料,并推荐了一个网站（见第16章的"信息资源"部分），她可以从中获得更多的信息。这次会面过后，Beatrice感觉好多了，她为自己一直忽略那些资源感到些许尴尬。回家后，Beatrice与丈夫分享了那些信息，Mark也第一次谈起了他对造瘘的看法。

Katz医生的解释

当人们因为自己的身体感到羞辱时，就会避免在伴侣面前暴露身体，正如第3章中所说，在多种不同的癌症患者身上，都会出现由于身体形象的改变造成的性行为困难。总是遮掩自己的身体相当于剥夺了伴侣的视觉乐趣，会大大拉大两人的距离。

Mark担心令妻子痛苦，所以从不提起和造瘘有关的话题。这些年来，他们从没有真正谈论过这个问题，两个人也变得越来越沉默。

要点提示

- 你可以随时寻求专家的帮助。专家之所以是专家，就是因为他们对某一种特定的疾病或状态有很深入的了解，也曾经见过很多人和类似的问题并为之努力。
- 求助并不代表软弱。
- 害怕造瘘袋渗漏或散发臭味很正常。这些问题可以通过很多方式解决，和造瘘治疗师沟通，他们会提供很多病人想不到的方法。
- 随着年龄的增长，我们的身体大都和年轻时不一样了，但我们依然觉得自己对伴侣很有吸引力。可我们却不能将心比心，总认为自己的爱人在用评判的眼光看着我们。
- 允许你的伴侣自在地讨论他对手术瘢痕等问题的看法，你会发现他的想法并不如你所想的那样。

第四章 性冷淡

一件新睡衣带来的笑声

那天晚上就寝时,Mark 看上去满怀希望。Beatrice 换上了一件新睡衣,与平日穿的齐脚踝的法兰绒睡衣大不相同,为此她在浴室里准备了很长时间。Beatrice 有些紧张,Mark 戏谑地说,和他们第一次迫不及待地要撕开彼此的衣服相比,如今真是不一样了。Mark 的玩笑使气氛缓和了许多,他们笑谈着以往的回忆,那时候他们总是迫不及待地做爱,慌乱中 Mark 还将他们仅有的一个安全套掉在了地毯上,也顾不得安全套上是否沾上了地毯纤维。

Katz 医生的解释

想隐藏或遮盖造瘘袋有很多方法。比如在摄取食物和液体时多加注意,使大便保持一定的性状,冲洗瘘口后将其盖紧,就能在一段时间内不带造瘘袋。

在身上系腰带或围巾也能有效地遮挡造瘘袋,或者在造瘘袋上覆盖一层不透明的针织物,也能挡住袋内容物,摸起来也比塑料柔软一些。

有些人选择在性生活时穿着内衣或睡衣,但需要选择一些特殊样式的衣物,比如开档的三角裤,它既能暴露外阴部,又能很好地遮盖造瘘处。

试着采取不同的体位进行性交也能起到很好的效果。如女上姿势能够防止挤压造瘘袋,侧位式(向造瘘袋方向侧卧)可使造瘘袋避开身体的重量。背入式,无论是跪着还是俯卧位,都能避免直接对造瘘口或造瘘袋施压。

另外,在性生活之前还要做一些必要的准备,如清理瘘口周围的区域,清空袋子并进行除臭,确保袋子已经扣紧。

> **要点提示**
>
> ● 在生活中,幽默非常重要,尤其是在处理一些敏感话题时。值得注意的是,幽默应该分享,而不只是针对一个人。

在此后的几个月里，Beatrice 和 Mark 的性生活状况有了进一步的好转。一天下来，Beatrice 往往感到很疲惫，因此每次性生活前，Beatrice 仍需要刻意地花些心思和努力，做好相应的准备。他们发现，在周末下午共享休闲时光，能够很好地缓解 Beatrice 的压力，Mark 也开始学着幽默和自嘲，使 Beatrice 不再那么严肃、紧张，更易于接受其他的人和事。这些都是好的预兆，说明一切都有希望。

(杨　柳译　郭红燕校)

第五章

性唤起障碍

我的下半身仿佛死了一般

性唤起是满意的性生活的关键部分,它涉及不同的生理过程,包括血液向性器官的灌注,以及激素和神经系统的相关反应。性唤起能令人愉悦,给人满足感和兴奋感,同时伴有性器官的充血和肿胀。对于男性,性唤起的显著标志是阴茎的勃起,而女性则是阴道的润滑。

但性唤起不仅仅表现为以上这些明显的变化,它还和不同的生理、心理和感情因素紧密相关。正如以下病例所示,不管是对单身,还是情侣或夫妇,性唤起障碍都能导致严重的后果。幸运的是,我们能够成功地应对这一问题,使伴侣们重获完整的、满意的性生活。

本章讲述了一位47岁的宫颈癌患者Mona,在接受治疗后出现了性唤起和亲密行为的障碍。通过本章,你将了解到:

- 包括手术和放疗在内的癌症治疗是如何影响性器官、影响亲密行为和性唤起的。

- 应该如何向医生咨询癌症诊断和治疗后可能对性功能发生的影响。
- 如何与你的伴侣就癌症和性生活的感觉和经历等话题进行沟通。
- 一些能够使你重新获得性唤起、亲密行为和性快感的特殊训练。

Mona 的故事

47 岁的 Mona 和 48 岁的 James 夫妇，他们育有一对 18 岁的双胞胎儿女——Jesse 和 Jill，一家人居住在某大城市的郊区，家里的一切都井井有条。一双儿女在当地的高中读书，热衷于运动及课外活动。高中毕业后，他们打算到附近的国立大学读书。孩子们开学后，Mona 回到医药公司继续行政助理的工作，她热爱这个工作。James 则离开了工作多年的办公用品公司，买下一家打折零售商店自己进行经营，因只雇了很少的员工，故每天都要工作很长时间。

Mona 在刚过 40 岁时，就出现了更年期的症状。对她来说，这个时期并不艰难，自己也不为绝经感到难过，反而庆幸自己没有像同事们抱怨的那样，经受严重的潮热和失眠。

绝经 15 个月后，Mona 找到她的医生进行常规体检。令她吃惊的是，不到一周医生就打来电话，发现她的宫颈涂片有一些异常的细胞，需要做进一步的检查，并约她第二天一起讨论检查结果。

1 周后，Mona 找到妇科医生，接受了阴道镜检查，并进行了宫颈活检。之后的几天里，Mona 变得很沉默，James 尽其所能安慰妻子，而她却有意回避，不愿就此多说。结婚 20 年了，James 知道，逼迫她只会让她更抗拒。所以他决定顺其自然，但坚持下周要陪 Mona 一起到泌尿妇科医生那里复诊。

最后的结果并不好，Mona 患了浸润性宫颈癌，需要接受根治性子宫切除术，术后 6 周还要接受放射治疗。夫妻俩都震惊了，以至于医生问他们还有什么问题时，二人都不知道如何回答，只剩下摇头。医生将其领出办公室，并告之待确定手术日期后，再同他们联系。回家后，James 终于忍不住情绪崩溃了，Mona 不得不反过来安慰丈夫，让他相信一切都会好起来。

Katz 医生的解释

我们每个人应对坏消息的方式都不同，尤其是当面对健康方面的严重问题时。生活中我们经常能看到，刚刚被确诊的病人需要反过来安慰配偶或亲人。

2 周后，Mona 接受了子宫切除术。为此，公司批准了 Mona 6 周的假期，James 也为商店多招聘了员工，以准备在术后最初的几周里全力照顾 Mona。在等待手术的日子里，Mona 度日如年，吃不香，睡不着，机械而木讷地生活着，以至于在几周的时间内，体重就掉了 8 磅。

术后 5 日，Mona 出院回家休养，她被术后难以耐受的疲劳感吓倒了。腹部的瘢痕比想象的要小，但大量的阴道出血却是她始料未及的，也不记得有人提醒过要注意此问题。更具讽刺意味的是，这让她想起自己刚刚生完孩子时的情景。术后康复的几周内，日子时而飞快，时而又慢得难以忍受。每一天，Mona 都能比前一天多做些事，但最简单的家务劳动仍使她不堪重负。James 恢复了全职工作。每天他尽可能回家一趟，看望妻子，确保她没事。很多次他从商店回家，都发现 Mona 一个人坐在电视机前，陷入沉思，却不愿和丈夫分享自己的感受。

Katz 医生的解释

术后患者往往会感到疲劳。哪怕是最能干或最精力旺盛的人，在手术后，也可能难以胜任家庭琐事或日常活动。

> **要点提示**
> - 术后的休息非常重要，放慢节奏，给身体和情绪足够的时间康复。
> - 接受家人和朋友的帮助，尽管他们做事的方式可能与你不同，但此时的你需要节省体力，做更重要的事，而不是进行洗碗机等简单的工作。
> - 术后康复没有一定的时间表，它需要一个过程，企图抗拒或加速这个过程，只能让自己更疲惫。

生活充满了忧虑和不安

6周后，Mona 带着一丝不安来到医院随诊。她感觉身体恢复了一些，但对于接下来发生的事，她还没有想好如何应对。进一步的治疗是必需的，可具体的细节不甚清楚，她甚至不确定医生是否和自己谈相关的治疗计划。妇科医生给 Mona 进行体检，并告知她恢复得很好，可以像以前一样生活了。而 Mona 对此有些怀疑，但不知所措，她已经提不出任何问题来。医生给她进行下周的癌症中心的预约就诊卡，她将在那里接受放射治疗。

Katz 医生的解释

对于 Mona 的医生来说，这次就诊是一次绝好的答疑解惑的机会，他可以向 Mona 提供进一步康复的具体信息，告诉她功能恢复（包括性功能恢复）的具体过程。但 Mona 的医生采用了极其含糊的说法："像以前一样生活"，听到这句话的人，为了避免显得愚蠢，都不会再刨根问底。Mona 的医生就这样失去了一次宝贵的教育患者的机会，为以后的一系列问题埋下了伏笔。

要点提示

- 术后随诊时，你需要问以下的问题：
  — 切除了哪些器官？
  — 手术中涉及的区域会不会对性生活造成其他的影响？（举个例子，宫颈癌的手术治疗常要切除阴道的上1/3段，导致阴道长度缩短。因此，女性需要了解：性交中阴茎插入较深是否会造成疼痛。）
  — 如果出现性交痛，应该如何应对？（医生应该给患者一些建议，比如在性交时采用女上位或侧位，就可以由女性控制阴茎进入的深度，避免性交痛。）

1周后，Mona满怀忧虑地来到癌症中心，她对于放射治疗一无所知，对于即将面对的一切也毫无了解。她被带到一间检查室，等待了10分钟后，走进来一个高大的男医生，他就是Mona要约见的放射肿瘤学家。经过简单的体检，医生向她解释了下一步的治疗计划。Mona尽量集中精力去听，可还是忍不住去想象放疗的情形，以及自己如何才能度过这一切。一会儿，护士抱来一摞宣传册和视频资料，这些是给Mona和James夫妇

要点提示

- 很多病人和医生见面后，只能记住很少的信息。因此，在我们和医生讨论治疗方案时，最好能有一个帮助自己的人在场。这个支持者能够认真聆听并获取有用的信息。回家后，可以与你共同回想医生说过的话，并列出一个问题清单，在下一次见面时向医生提出。

看的，护士建议他们最好在下周放疗前阅读其中的一两本。放疗后，Mona将接受三维的内照射治疗（大剂量近距离放射疗法）。

感到脆弱无助

第二周的星期一，Mona和James早早地来到癌症中心，默

默地等候着。Mona 被带到腔内放射治疗室里，James 留在等候区。工作人员曾经询问 Mona，是否需要家属进来陪伴，但她拒绝了。之后，她被安置在一张检查床上，两腿分开放在腿架上，治疗就开始了。屋子里有不少工作人员，Mona 猜想这大概是治疗需要吧，但她依然感觉被赤裸裸地暴露在那里，内心有些脆弱，于是便合上了双眼，将所有人隔离在外。护士既能干又体贴，她向 Mona 解释清楚一切，便将阴道容器放入 Mona 的阴道里，随后将放射源放入容器内。在放置的过程中，Mona 只感到轻微的不适。接下来，Mona 一动不动地在那里躺了 15 分钟。治疗结束后，护士取出放射源，Mona 就穿好衣服回家了。

Katz 医生的解释

很多女性在接受上述的治疗时感到很暴露。对医务人员来说，为女性提供治疗是常规的工作，他们会尽量做到专业，但应注意维护病人的尊严。但对病人来说，下半身赤裸地躺在一个挤满医务人员的屋子里，却是从未有过的经历，同时也是令人难堪的经历。许多女性选择和 Mona 一样的方式，闭上双眼，试图把自己和身体隔离开来。

将身体与自己割裂开来，可能会对女性造成长期的影响。如果她一直不能重新接受自己的身体，将会导致性生活的困难。

要点提示

- 当女性感到脆弱，感到自己和身体分离时，身体就不能再给她带来愉悦感，就成为了与自己无关的客体。她需要设法重新接受自己的身体，使其成为快乐的源泉。以下是一些可以尝试的方法：
— 请你的伴侣或孩子温柔地抚摸你的手、脚、背部或头颈部。
— 定期安排按摩、修甲或头发护理等活动。
— 当有人以温柔的、令人愉悦的方式关心你的身体时，请专注于这种感觉。

治疗终于结束

Mona在癌症中心又接受了两次放疗，治疗宣告结束了。在治疗的最后一天，护士递给她一个塑料的阴道扩张器以及说明书，筋疲力尽的Mona有些尴尬地接过扩张器，迅速地塞进提包内。回家后，她就把那东西扔在了壁橱的后面。

Katz医生的解释

对于接受过阴道内照射治疗的女性，我们推荐长期使用扩张器，以维持阴道的开放，这样既有利于性生活，也利于未来的盆腔检查。手术后，阴道会缩短，放射治疗又进一步增加了阴道上皮改变和阴道萎缩的可能性。使用扩张器可以防止阴道壁粘连，从而避免粘连造成的性交痛和盆腔检查疼痛，进一步避免了性交困难或盆腔检查困难的发生。

要点提示

- 扩张器应每周使用3次，每次10分钟。一般女性应从小号的扩张器开始使用，逐渐更换为较大型号的扩张器。
- 多数女性会在扩张器上涂抹润滑剂，这样，将其放入阴道的过程会更舒适。
- 乳胶扩张器使用起来很舒适，有各种不同的型号和颜色，可以通过www.soulsourceenterprises.com进行预订。
- 正常的性生活恢复以后，可以停用扩张器。但我们推荐放疗后使用，每周使用3次，至少3年。

尝试重建亲密关系

放疗结束几周后，Mona和James的结婚纪念日到了。作为惯例，他们来到最喜欢的餐厅庆祝。席间，James有些沉默，Mona对此也未做声，两人早早就回了家。不久，Mona就准备好要睡觉了，在她转身去关床头灯时，突然感到丈夫用手臂环抱自己的腰间。Mona被吓了一跳，她喘息着推开丈夫，随即又觉得内疚，转过身去拥抱并亲吻丈夫。他们彼此爱抚着，但Mona始终很紧张，James也觉得有什么地方不妥，于是他躲开了妻子，等着对方做反应。Mona却干脆转过身去。两人就这样在黑暗中沉默了，许久不能入睡。

第二天早上，Mona决定就昨晚的事谈一谈。虽然难以启齿，但她最终还是表达了歉意，并告诉丈夫，自己对性生活有些害怕，当他触摸自己时，并没有任何生理上的兴奋感，相反，因为恐惧使事情更加糟糕，她自己也不知道怎么办好。James问Mona是否和医生谈过这个问题，她承认自己不愿提起此事，也不知道该向谁倾诉。

Katz 医生的解释

性唤起是一种生理现象，指是在身体和心理的刺激下（比如夫妻间亲密的爱抚），灌注到生殖器官的血流增加，如阴道壁的血流增多后，会分泌更多的润滑液，多数女性将其看做性唤起的标志，说明身体已经准备好进行性交了。这种生理反应同时也是一种快感，而快感标志着性冲动，反过来又能够提高机体的反应。另外，性唤起还会受到情绪的影响，焦虑则导致性唤起障碍的强有力因素。对于Mona来说，手术可能破坏或损伤了一些支配阴道的神经，而阴道的缩短又导致阴道组织的减少——尤其是失去了阴道的上1/3，它是在性冲动时最容易充血、肿胀和增大容积的部分。

除此之外，内照射通常会损伤阴道上部的上皮，使润滑液分泌减少。因此，在放疗后，会刺激阴道组织，引起炎症，甚至发生粘连，或者由于瘢痕组织形成而阻塞，或瘢痕造成了阴道狭窄。

治疗已经结束,但问题仍在继续

又 1 个月过去了,Mona 和 James 依然没有对他们已经不复存在的性生活进行深入的探讨。Mona 也始终没有找医生咨询此事。她感到歉疚,但却无力做出任何改变。3 个月后,Mona 到癌症中心随诊,护士询问她有没有按照说明使用扩张器,她承认自己回家后就把它扔在了壁橱里,再也没看过一眼。谈到这里,Mona 哭了,护士坐下来,认真聆听了她的感受,最后她安排 Mona 去见一位性医师,Mona 漫不经心地答应了。

Katz 医生的解释

有些医生习惯于主动询问患者的性欲问题,而有些医生喜欢等待患者自己提出。如果你有性相关的问题或担心,一定要鼓起勇气提出来,这可能是解决它的唯一方法。不要觉得尴尬,因为医生们早就习惯了回答类似问题。

要点提示

- Mona 应该告诉医生自己的感受,并要求帮助以解决难题。她可以提出以下问题:
  — 有没有什么方法能使我在性行为前放松下来?
  — 这样的情况还会持续多久?
  — 有没有润滑剂能够弥补阴道产生润滑液的不足?

Mona 并没有告诉 James 她和护士之间的谈话,也隐瞒了自己和性治疗师见面的事情。现在,他们夫妇之间的紧张气氛已十分明显,两人都相互回避。James 故意晚睡,Mona 则早早就上床睡觉,她几乎总是早入睡。

Katz 医生的解释

Mona 和 James 应对性生活危机的方式很典型,他们选择了相互回避。为了避免直面性问题,他们设法在就寝时不碰面。

否认和回避是应对问题的一种方式,但这并不十分有效,反而会使情侣或夫妻间的距离越来越大。天长日久,隔阂越来越深,关系就再也无法修复了。

要点提示

- 要处理缺乏亲密感的问题,你需要抽时间和爱人谈谈是什么问题在困扰你。谈话时请使注意用第一人称,只说你自己的感受。
- 不要责怪或猜测对方的想法。你的伴侣应当给你足够的时间去表达。倾听过后,他/她也有权利说出自己的感受。要做到这些并不容易。
- 必要的话,可以寻求专业人士的帮助,如求助于专业咨询师或宗教顾问。

终于一吐为快

Mona 约见了性治疗师,令她有些惊讶的是,迎接自己的竟是一位年轻的女性。性治疗师将她领进一间令人舒服的办公室,屋内有皮质的家具和大扇的透光的玻璃窗。同样出乎 Mona 意料的是,在一个小时的交流中,性治疗师关切地询问了她接受抗癌治疗的经历,以及她对自己和自己的身体的看法。Mona 彻底敞开了心扉,自由地表达情绪和感受。性治疗师告诉 Mona,她想要单独约见一下 James,然后再和他们两个一起谈谈。

Katz 医生的解释

很多人都很难想象和性治疗师见面会是什么情形。Mona 的经历其实很有代表性。性治疗师会询问患者治疗的经历,全面地采集与现在的问题可能相关的所有信息。有很多性治疗师还会要求与患者的配偶单独见面,然后再和二人共同探讨。

James 和性治疗师的会面

和性治疗师聊过后，Mona 感觉好多了，虽然她并没有想好怎样和 James 谈，但吃晚饭时，她就已经脱口而出了。James 感到很惊讶，他竟然完全不知道发生的这一切。但他太想解决问题了，因此痛快地答应了和性治疗师见面，并且希望越快越好。他们的会面同样令人愉快，James 很高兴终于有人可以帮他解决难题了。因此，他滔滔不绝地说了很多，并反复地询问性治疗师有什么好的方法。性治疗师提醒他，要想 Mona 重新过好性生活，还需要准备一段时间。下周她希望能同 James 和 Mona 这对夫妻一起聊聊。

Katz 医生的解释

解决性方面的问题并不是件容易的事。这对夫妻之间的问题已存在好久，没有几年也有好几个月了，James 急于解决它，但这需要时间。不是所有男人都愿意寻求专业帮助的，很多人觉得求助性治疗师或咨询师会显得自己软弱，另一些人则觉得这样做很奇怪。还有许多人不了解咨询的过程，他们害怕透露自己的隐私。实际上，一位好的咨询师会在开始任何形式的工作之前，向咨询者解释清楚自己在做什么，谈话的界限是什么。

一切情况都出现转机

第二周，Mona 和 James 一起来见治疗师，治疗师请这对夫妻分别陈述自己的想法。Mona 哭着说，她为拒丈夫于千里而感到愧疚，但她的身体仿佛不属于自己，希望今后有改善。她承认两人之间的距离让他们难受，但经历了这么多，她已经不知道如何亲近 James。James 则说，不能帮助 Mona 令他感到很无力。他怀念与妻子的交欢，在自慰时也总是充满了不安和愧疚。在治疗师的示意下，Mona 告诉 James，她不能想象再和 James 做爱，因为在她的脑海里，自己的生殖器已经是一副皱缩和被灼伤的样子，她害怕丈夫的触摸会引起那里的疼痛。可是她又担心，如果不能恢复正常的性生活，丈夫会离开她。Mona 曾经尝试着使用扩张器，但是太疼了，她不敢向肿瘤医生承认自己没有依从于治疗。

Katz 医生的解释

和伴侣谈论有关性的问题是件困难的事，那时情感沉重话题，它的效应可以延伸到卧室外，甚至影响到一个人的自信。对 Mona 和 James 来说，他们之间的性问题已经远远超越了其本身，开始触及到抛弃的问题和童年时的困扰，比如自慰时出现的内疚感。

治疗师推荐 Mona 和 James 进行感觉集中训练（图2），这有助于他们恢复身体上的亲密关系。同时建议 Mona 再去就诊妇科医生，咨询一下有关阴道干涩的局部治疗。

图2　如何进行感觉集中训练

在进行感觉集中训练的触摸练习时，伴侣们在基本原则的指导下，交替抚摸对方。这种练习既适用于异性伴侣之间，也适用于同性之间。

首先，需要明确一些基本原则，列举如下：
- 明确练习的目的：是为了让女性体验身体接触的愉悦感，还是为了最终进行性行为？
- 明确由谁先抚摸对方。
- 明确练习时两人是否穿着衣物。
- 选择一个让两人都感觉舒适的地方，最好不是卧室。
- 把灯光调暗，播放你们都喜欢的轻音乐。

第五章 性唤起障碍

图2 如何进行感觉集中训练（续）

- 垫上许多枕头或棉被，以保证身体的舒适。
- 如果你们愿意，可以使用婴儿润肤油、精油、乳液或爽身粉。
- 告诉你的伴侣怎样抚摸让你感觉舒适，怎样让你感觉不适。

练习分为四个渐进的过程（图3），请在掌握每一步过程后再进行下一步。每次练习时，请重复之前的步骤。练习的速度取决于练习的进展和舒适程度。以下是一些供你参考的建议：

- 抚摸的一方应注意从对方的反应中学习。被抚摸的一方可以握住对方的手，控制抚摸的力度、方式和每一次抚摸的长度。对于双方来说，这都是一个学习的过程。
- 在抚摸时应注意不要使用优势手，比如右侧优势手的人，应使用左手抚摸对方，反之亦然，这样能够增加感觉的灵敏度。
- 在保证有充足休息的前提下进行练习。不要在时间仓促的时候练习，不要在饱餐后或两人发生分歧后进行练习。
- 在任何时候都不要尝试发生性行为，即便男方已经达到性唤起。只有在进行到第4步时（详见练习步骤），才可在性唤起后尝试性行为。
- 练习结束后，应该讨论一下你们练习的成果，和伴侣分享你所有的感受，包括正面的和负面的。

图3 感觉集中训练的步骤

伴侣双方交替抚摸对方，在练习中通过指引对方的手进行交流，注意在练习完成前不要进行言语的交流。

- **第一步**：对不会引起性反应的部位进行接触和抚摸。
- **第二步**：触摸、爱抚对方的全身，包括胸部、生殖器官，探索对方的性反应，但不要试图使对方出现勃起或阴道的润滑。
- **第三部**：重复前两步。之后抚摸阴茎和阴蒂，可将手指伸入阴道，并注意是否有勃起或阴道的润滑。如果出现了性唤起，不用说出来，只是专注于此时的感觉。
- **第四步**：重复前三步。爱抚、刺激对方的乳房或生殖器。使用润滑油，特别在阴蒂、大阴唇、女性阴道张开及伴侣未完全勃起时。当男性的阴茎已经完全勃起时，可以尝试插入，体验阴茎在阴道内的感觉。这时候也可以忽略勃起，继续体验抚摸的乐趣。

提示

如果练习是为了让女性体验性接触的乐趣,那么男方是否勃起就不重要了。如果女性感觉到对方的阴茎已经慢慢不能再勃起,她可以通过扭动骨盆,使对方再次勃起,但这并不是练习的重点。请注意,一定要等双方都感到舒适并享受这种美好的感觉时,才可以考虑停止练习。

在进行第一步和第二步练习时,推荐使用婴儿乳液。

在第三步和第四步中进行生殖器的刺激时,使用性爱润滑剂十分有益。推荐使用艾丝兰(Astroglide)阴道润滑剂(Bio Film, Inc.)以及 K-Y 润滑剂(Mc Neil-PPC, Inc.)。

要点提示

- 逐渐恢复对彼此的爱抚,有益于夫妻间恢复身体上的亲密感,这种亲密并不特指性行为。
- 感觉集中训练并没有一定的目标,鼓励夫妻或情侣们按照自己的步调进行,并允许他们随时停留在自己认为最舒适的阶段。

Katz 医生的解释

在过去的几个月里,无论是生理上还是情感上,Mona 和 James 之间的距离都越来越远。人们常将性行为比作维系夫妻关系的黏合剂,并不是说性是夫妻关系中最重要的方面,但一旦失去了由性生活带来的默契和亲密感,确实会导致夫妻间的疏远。不同的夫妇对"隔阂期延长"的定义不同——隔阂加深,想要重新恢复亲密关系就更难了。感觉集中训练是一种比较成熟的治疗方法,可以帮助性危机的夫妻们重新接受彼此。

Mona 和 James 逐渐恢复性生活

医生给 Mona 开了一支雌激素乳霜，Mona 每周 3 次阴道内使用，同时她也开始规律地使用阴道扩张器。自从用了雌激素乳霜后，置入扩张器也变得容易多了。

Mona 和 James 在性治疗师那里随诊了 6 个月。他们定期进行感觉集中训练，虽然 Mona 对阴茎插入式的性交仍然感到害怕，但他们已经从相互的爱抚（包括生殖器和非生殖器部位）中得到了性的满足。两人的关系更亲密了，交谈也多了起来。每晚就寝时也不用再担心，他们通常一起准备睡觉，然后满足地相拥而眠。

Katz 医生的解释

在某种程度上，Mona 和 James 是幸运的，他们最终找到了爱抚这种方法来满足彼此的性需求和情感需求。但并不是所有的夫妻都能满足于此，对有些人来说，如果不能像以前一样进行性交，他们宁愿不要任何的性接触。能做的，就只有怀念已经逝去的性生活。

要点提示

- 感觉集中训练有助于寻找插入式性行为的替代方式。
- 有些夫妻选择用口交作为替代。
- 还有些夫妻会选择进行非插入式性交。女性将男性的阴茎夹在两腿之间，男性像在阴道内一样抽动。在腿上/阴茎上涂抹润滑剂会使整个过程更容易，也更舒适。

（杨　柳译　郭红燕校）

第六章

性高潮障碍

不仅感觉不同了……激情也已消失了

癌症的治疗会影响一个人达到性高潮的能力,可能是由多方面原因造成的,其中包括手术引起的性器官解剖结构的改变,也可能是经历了整个癌症治疗过程后出现的情绪因素。性高潮部分是生理性的反应,但更多是情绪和心理因素。

很多女性难有性高潮,有些女性从未达到过性高潮却并不在意;其他则努力数年,试图寻求一种方式以达到高潮。现在有很多关于帮助女性达到性高潮的书籍,其中很多曾是畅销书。有些女性可以通过自慰达到性高潮,而同她的性伴侣却从未达到高潮;另一些仅可通过口交或振动器达到性高潮。

在本章中,您将读到有关 Rosemary 的故事,她在膀胱癌治疗后再也无法和伴侣在性交中获得高潮。通过阅读,你将学到:

- 如何克服癌症带来的生理和情绪挑战。
- 如何在癌症治疗后享受满意的性生活。

Rosemary 的故事

Rosemary，63 岁，1 年前被诊断为膀胱癌。当时她发现尿中带血，但没有重视这个症状，而自认为可能和月经有关，虽然当时已经绝经 10 年了。当她就诊于保健医生时，癌症已经是晚期了。因此，必须接受根治性手术和辅助化疗。

Katz 医生的解释

血尿是膀胱癌的常见症状。有时血量很小而未引起人们的注意。治疗方法由癌症的分期决定；早期发现可能仅需切除肿瘤或根本无需手术。在 Rosemary 的病例中，癌症已达晚期，则需要接受根治性手术和术后化疗。

婚姻也是熟能生巧

Rosemary 和 Mario 结婚 7 年，这是他们两人的第二次婚姻。Rosemary 和前夫离婚，Mario 的前妻死于乳腺癌。Mario 拥有一个很大的意大利家庭，兄弟姐妹间的关系非常亲密。他们的婚姻非常幸福。Rosemary 的第一段婚姻并不幸福，但她一直等到三个儿女生活安定后才离开她的丈夫。Mario 在他的前妻去世后非常痛苦；他们没有儿女，这对他们两人来说都是巨大的遗憾。他的前妻患乳腺癌去世前的 1 年漫长而痛苦。Mario 和 Rosemary 俩人在图书馆相遇，虽然他刚刚丧妻，但他们一见钟情，很快开始约会并结婚。

Rosemary 的诊断把 Mario 击垮了。面对治疗方案艰难抉择的同时，她反过来支持和安慰丈夫。因为她爱他，这是她坚持下去的动力。

Katz 医生的解释

有些刚被诊断为癌症的患者发现，倒是自己需要去支持和安慰自己所爱的人，这种情况并不少见。每个人对坏消息的反应是不同的，有些人视癌症为死亡判决书，被悲伤击垮，尤其是曾经因癌症失去亲人，正如 Mario 所经历的，再次经历所爱的人面临相同的境况将更加困难。现在大部分癌症患者在诊断和治疗后可以生存很多年。现在美国有超过 10 万的癌症幸存者，这与 20 年前的情况大不相同。

手术

Rosemary 的手术治疗包括切除膀胱、阴道前壁、子宫、双附件和部分尿道及造瘘，即重建尿液排出体外的管路。然后外科医生在体内用部分肠道缝合重建成袋状，替代作为新膀胱。新膀胱储存尿液以便她以正常的方式排尿，但 Rosemary 需要将橡胶导管插入新膀胱，以确保膀胱彻底排空。她多在浴室进行这项操作，然后将尿液排入卫生间。

Katz 医生的解释

因为 Rosemary 的癌症发现时已经是晚期了，所以她不得不接受根治性手术。手术将切除大量组织，然后外科医生用部分肠道组织再造"新"膀胱，它可以将尿液储存在体内而不是体外的尿袋里。虽然她可以在卫生间正常排尿，但她还是需要将尿管（硅胶制成的细长有弹性管子）插入新膀胱，确保膀胱彻底排空，这对预防泌尿系统感染非常重要。

她记住了什么

Rosemary 记得医生和护士向她解释手术的严重性，但由于当时她十分担心 Mario，所以大部分时间都在不住地点头，没有问任何问题。Rosemary 是个有坚定信仰的女性，从那时到现在，她都坚信上帝会眷顾、保佑她。

> ### Katz 医生的解释
> 正如你在本书中读到的很多不同的人物一样，当她们被诊断为癌症后，就再也听不进任何事了。有时候是因为她们太震惊了，完全没有心理准备或是开始思考这意味着什么，会对其他人造成怎样的影响。多数患者仅听到"你患癌症"这句话后，就震惊了，只能记住以后谈话内容的10%。

来自其他方面的支持

术后6周，Rosemary 开始进行化疗。Mario 发现陪她去化疗中心是件非常困难的事。虽然事情已经过去8年了，但这仍让他回想起前妻所经历的痛苦。幸运的是，他的姐妹们帮助他。每次化疗都有一位 Mario 的姐妹陪伴她。Rosemary 对这些姐妹心存感激，她们对她像自己的亲姐妹一般，而且 Rosemary 心胸豁达，并不因为 Mario 不能陪她而生气，而且她认为自己的治疗是"女人的事"，因此乐于和任何一个陪伴她的姐妹共度时光。

家庭支持

Rosemary 在化疗的几周内身体状况很不好，整日疲惫不堪，口腔溃疡几乎使她无法进食，失去食欲，身体也明显消瘦，甚至超过了术后几周。Mario 的家人喜欢美食，他们的家庭生活总在度假和美食中度过。这正是 Rosemary 所喜爱的，她非常享受和其他女人在一起聊天、为大家庭准备家庭聚餐的时光。此时，男人们围坐在一旁谈笑着，品尝他们仲夏一起制作的酒。但在以后的时间里，Rosemary 再也无法参与到这些活动中。周日午餐时，她只是坐在那里看着；她的精力已远不如以前，而且没有耐力。但她仍能在这群女人中找到归属感。

Katz 医生的解释

手术本身的消耗是非常大的，而 Rosemary 接受了一个根治性手术。很多人需要很长时间才能完全恢复。如果术中失血多，则需要很长时间来恢复食欲，而无法进食，意味着你将花更长的时间康复。

有些患者在化疗期间发生了口腔溃疡。化疗药物可杀伤体内快速分裂的细胞。癌细胞正是如此，所以化疗药物可以治疗癌症。不幸的是，体内还存在其他快速分裂的细胞，包括口腔和喉部组织的细胞和毛发细胞。这就是为什么化疗患者总发生脱发及口腔溃疡的原因。

你可以尝试新方法

很长一段时间以来，她想问他的姐妹们一些很私密的问题，这些问题给她造成了很多困扰。自从手术后，她和 Mario 并不经常做爱，并且当他们做爱时她再也没有达到过高潮。事实上，她觉得"下面"没有任何感觉。这与他们术前的性生活完全不同。Mario 真正令她感到惊喜的是他那么享受性生活，而她也那么享受和他在一起。性在她和前夫之间几乎不存在，每当做爱时，她还没感觉到发生什么就结束了，这事她无法比较，20 岁时第一次结婚，她的前夫是她的第一个性伴侣。有时甚至觉得她的 3 次怀孕简直就是奇迹。

当她嫁给了 Mario，她对发生在卧室的事情感到非常羞涩和紧张。但 Mario 的激情和爱意扫清了她的顾虑，她对自己的反应感到非常惊奇。在 56 岁时，她获得了她人生中的第一个高潮，这对她是个启示。这是她人生中的第一次，她意识到自己真正享受身体接触，并且在婚后的 6 年中，性生活对她来说一直非常重要。

术后，她有些厌恶和 Mario 做爱。虽然她也想念那些美好时光，但术后他们第一次做爱时，她感到非常疼痛，害怕从今往后每次做爱都会痛。她还担心在做爱时漏尿，而恰恰就在他们第一次做爱时就发生了，使她感到十分尴尬。Mario 似乎没有注意到，但她自己知道，且这记忆始终纠缠着她。她自己不得不更换床单，让 Mario 去冲澡，每次在铺床睡觉前伤心落泪。

Katz 医生的解释

在接受这样的手术后，性交疼痛是很常见的。Rosemary 切除了部分阴道，因此她的阴道比术前短。术后化疗后的第一次性生活时，大部分女性会因为紧张引起阴道的肌肉收缩，从而导致插入时感到疼痛。

对漏尿的恐惧也是很确实存在的。对多数人而言，漏尿是很尴尬的事情。很多因盆底肌肉松弛而有过这种经历的女性十分痛苦；她们一直使用卫生巾，并不停地更换和洗澡以减少异味。做爱时出现漏尿实在令人困扰。这不再是自己的隐私，你可能会担心你的伴侣对此感到恶心。

要点提示

- 尿液是无菌的，对你和你的伴侣都是无害的。
- 如果你担心异味，建议你和伴侣在做爱前冲个淋浴。浴室也是做爱的理想地点，因为水流可以掩盖漏尿。但需小心在湿地上滑倒。

要点提示（续）

- 在床上铺上毛巾或塑料单以保护床单。
- 性生活前自行导尿可减少漏尿的概率，也可以在性生活前几个小时限制饮水量。
- 如果插入导致阴道疼痛，这表明瘢痕形成，你需要更多的时间和刺激达到充分的性唤起，将帮助阴道扩张。

性高潮哪儿去了

自治疗后，她从未获得性高潮，甚至一点儿迹象也没有。她一直没有和 Mario 谈过这个问题。她在上次做爱时，装作自己达到了高潮。在那之后她感觉很糟，但他却看起来很开心，因此她也不想破坏这美好的时刻。下一次做爱时她再次伪装了性高潮，她知道自己在撒谎，这使她感到羞耻，于是她感觉更糟了。

Katz 医生的解释

造成 Rosemary 无法达到性高潮的原因有很多。首先，手术可能造成了部分神经损伤从而影响性反应，另外就是对性生活的紧张和对疼痛的恐惧。大脑可以对性高潮造成干扰，担忧将影响你对性伴侣的反应。

要点提示

- 担心对性高潮并没有什么帮助，反而适得其反。担心时就会更紧张，而紧张时是无法达到高潮的。
- 伪装是不可取的，这会向你的伴侣传达错误的信息，他或她会认为这正是使你满足的方法，你的伴侣会继续采用他或她认为奏效的方法，而你将永远无法得到你想要的。

有关性的讨论

她想和他的嫂子和弟媳们谈谈这个话题。当她们聚在一起时总是会谈到性。在这个家庭中没有什么受限制话题,她从这些 52~70 岁的女人身上学到了很多。她们和 Mario 一样对生活充满热情,她们中有 3 个人嫁给了 Mario 的兄弟们。在一个仲夏周六的夜晚,她鼓足勇气谈起了这个话题。

她小声告诉她们,自从她接受治疗后,事情变得"不一样"了。她说完后,女人们沉默了几分钟,接着最年长的姐姐 Maria 拥抱了她,并表示理解。Maria 5 年前患上了乳腺癌,6 个月前,她 49 岁的丈夫刚刚死于脑卒中。接下来,最年轻的妹妹跟她握手,并告诉 Rosemary 她在绝经后也注意到了这样的变化。很快,她们开始分享彼此的故事。Rosemary 非常感激她们的支持和理解,但她并没有从讨论中得到太多有用的信息。

Katz 医生的解释

将你的担忧和朋友或家人分享是很有帮助的。对我们中的有些人来说,意识到我们自己并不孤单,可以带来些安慰。但有时你需要专业人士的帮助,因为你的朋友和家人可能不知道该如何帮助你。

寻求帮助

向别人承认自己的性生活出了问题对 Rosemary 有所帮助。第二天她便致电给她的家庭医生,预约时间咨询这方面的问题。她的家庭医生是一位比她年轻的女性,但 Rosemary 和她相处感到很放松,是她在 Rosemary 化疗期间发生口腔溃疡时给予了很多帮助。在咨询时,Rosemary 仓促地讲了她的故事,说得很快,声音轻柔。Samuels 医生不得不多次请她放慢语速和提高音量,最终了解整个过程。她认为自己的身体状况令她十分沮丧,觉得"下面"已经死去,再也不能享受性的乐趣,且在做爱期间,向 Mario 撒了谎,现在也不知道如何改善这一切。

  Samuels 医生从头询问了 Rosemary 的性生活史,接着询问了手术情况和手术范围。Rosemary 对这些问题感到非常惊讶。手术似乎已经过去很长时间了,手术切除肿瘤也是必要的。Samuels 医生对她进行了身体检查,一切看上去都和往常一样,使 Rosemary 几乎感觉不到医生在对她进行检查。当她穿好衣服后,Samuels 医生继续同她进行谈话。她告诉 Rosemary 可能有很多原因导致她的性生活与以往不同。她在纸上画了一张示意图,告诉她手术切除了哪些部分,何处的神经和血管受到了损伤。她默默地听着,再也没有问任何问题。

Katz 医生的解释

  Samuels 医生的处理对 Rosemary 很有帮助。她帮 Rosemary 复习了很多她术前已被告知却没有记住的事。这有助于 Rosemary 了解她性生活出现问题的生理基础,而不是在她自己脑中胡思乱想。

要点提示

- 询问手术切除的范围和已经接受的治疗从来都不算晚。
- 我们中有些人视觉更敏锐,示意图可以帮助我们理解哪个部分切除和移动到了哪里,发生怎样的变化。

残缺的身体

  接下来的那个星期的周末,Rosemary 告诉 Maria 她自己成了一个残缺的女人。用她的话来说,她觉得自己不再"完整"了,她失去了"最重要的部分"。Maria 同情她,但无法给她什么建议。但她让 Rosemary 去咨询 Samuels 医生有什么建议,于是 Rosemary 想到,她可以再去见 Samuels 医生,问她有什么对策。

Katz 医生的解释

Rosemary 理解了她的医生所作的解释,并转换成为自己的理解。Samuels 医生并没有谈到她"残缺"或"不完整",但这正是 Rosemary 从谈话中理解的。别人说了什么其实并不重要,重要的是我们从谈话中听到了什么。在我的临床实践中,我通常在患者离开前,询问他都听懂了什么。这给了我消除误解和必要时再解释一遍的机会。

失去性高潮:第二部分

1 周后,Rosemary 再次来到 Samuels 医生的诊所,这次她列出了要询问的问题清单。Samuels 医生问她什么是她最重要的问题。Rosemary 回答说是无法达到性高潮和由此造成的向 Mario 说谎的罪恶感。Samuels 医生再次向 Rosemary 解释了造成性高潮障碍的原因,并给了她一本书。并建议她在下次意图伪装性高潮前和 Mario 坦诚地谈谈。Mario 是 Rosemary 解决这个问题的必要因素,而坦诚是其中很重要的方面。

Katz 医生的解释

性生活的问题通常是夫妻两人的问题,因为解决方案需要两人共同参与。除非自慰是你唯一的性活动,否则你需要另一个人和你共同解决问题。

书中的建议……

这本书建议性高潮障碍的女性应当采取更强烈的刺激方式,例如振动器。Rosemary 读到这里时摇了摇头,她简直无法想象从哪儿可以搞到这样的东西,而且这看上去很不自然。但是,她还是把书放在椅子上,这样 Mario 可能会看到。

Katz 医生的解释

很多女性很难接受使用振动器这样的方法,特别是中年或是老年女性。这正是多年来社会化的结果,是我们所接受的关于性和快乐的教育,作为女性该如何去做?其实,寻找一种方法去体验性的快乐是没什么不能接受的。我们中的很多人阅读食谱和美食杂志,提高厨艺,使食物色、香、味俱全,这和寻求性的快乐有什么不同呢?

Mario 时光

Mario 看到了椅子上的书,他问 Rosemary 是从哪儿得到这本书的。Rosemary 脱口而出,说 Samuels 医生赠给她这本书,并且让她试试书中提到的方法。Mario 感到有些困惑,但他让她继续说下去。她告诉他手术切除了她的部分器官,使她无法像从前那样享受性的快乐了。Mario 点点头,并示意她继续说。他意识到事情发生了变化——虽然你试图无视它——但他再次受到了前妻罹患癌症的影响,自从这次谈话后,他们再也没有做爱。

Katz 医生的解释

我们的伴侣通常会意识到问题的存在，虽然我们认为他们不会发觉。但这是个难题，Mario 曾有过相似的经历，而他做出了和多年前相同的反应。Rosemary 经过了长时间的挣扎，她诚恳地向他讲出了问题所在，并开启了一个难题的钥匙。

说出你的秘密

此时，Rosemary 眼含热泪。但当 Mario 试图拥抱她时，她还是躲开了。她不想被打扰，想现在就告诉他所有的事。虽然他身体中的每一个细胞都告诉她，他想去拥抱她，但还是停在了原地。她一口气说出了所有的事——在近几次的性生活中，自己一直在伪装达到性高潮，但是她其实什么都感觉不到。她告诉他 Samuels 医生给了她这本书，书中建议了一些可以改善这种境况的方法。

Mario 静静地听着，然后拥抱了她。他告诉她说，其实对她伪装性高潮的事一点儿都不生气，因为从她在床上的反应已经知道她发生了变化。他只是觉得她为此说谎而感到伤心。接着，他告诉她，只希望改正出了问题的部分，他愿意做任何事使性生活变得像从前一样好。

Katz 医生的解释

这是 Rosemary 遇到的最好的情况。她对他坦诚了一切，Mario 接受并希望一起解决这个问题。他对她也是坦诚的；他告诉她，他以前就知道事情出了问题，并表明他对她说谎感到伤心。这样开诚布公的交流意味着，避免以后不再有不满意的事情发生，他们可以谈任何事。

> **要点提示**
> - 诚实是最重要的，谎言制造障碍，并难以逾越。
> - 你的伴侣希望你快乐并满足，如果他或她发现出了问题，只要你给他机会，他会尽力修复这个问题的。

一个有行动力的男人

Mario 翻开书并开始阅读。Rosemary 默默地看着他阅读，脸上不时泛起笑意。20 分钟后，她耐不住性子了，坐到他身边一起看起来。他问她是不是该去性用品商店买个振动器。Rosemary 很犹豫，她建议读完再做决定。他读完这章后放下书，宣布立刻就去药店。Rosemary 非常震惊，但她看到他脸上的笑容，她也笑了。她并不确定为什么他们要去药店，但他看起来是那么开心，于是她想就迁就他好了。

在去药店的路上，Mario 解释说书中提到用于缓解背痛的按摩器，也可以用在"下面"。他认为这是个希望的开始，所以他们要去买一个。药店里有各种各样的按摩器，包装上印有男男女女用它按摩背部和肩部的照片。Mario 开玩笑说他们可以贴另一种照片上去，Rosemary 脸红了。

Katz 医生的解释

成人用品商店或是网上的性用品商店会有各种不同形状和大小的振动器，大部分都有些有趣的名字，药店里的棒状按摩器也能起到相同的作用。

尝试和错误

他们回家后，Mario 急切地想尝试一下按摩棒。可是 Rosemary 却不为所动，此时是上午 11 点，她还有些家务要做。接下来的一个星期，每天 Mario 都建议试试按摩棒，然而 Rosemary 每天都会找到借口回避。虽然她能感觉到他的期盼和他的挫败感，但她还没有准备好，试着不去想这件事，因为每次她看到 Mario 的期盼，就感到压力，这让她感觉非常糟糕。

> **Katz 医生的解释**
>
> 每个人都有不同的处事方式，Rosemary 和 Mario 就是很好的例子。既然他们买了按摩棒，Mario 希望她使用它；然而她需要时间去接受它。虽然她按照 Mario 的意愿买了它，但这并不意味着她已经准备好使用它了。这就造成了他们之间关系的紧张，而这种压力与日俱增。

争吵

有一天他们吵架了，吵得很厉害，似乎这几个月来所有的压力和痛苦一起爆发了。Rosemary 告诉他，自己有压力，他则对她说，自己因为没有性生活简直要爆炸了。她大声对他叫嚷，说他可以自己解决，正当她说出这句话时，她突然想到了解决方法。她需要自己试试按摩棒，需要自己解决自己的需求，试试看这是否奏效，自己会出现怎样的反应。Mario 并不确定发生了什么；前一分钟他们还在争吵，下一分钟她亲吻了他的面庞，争吵就这样结束了。

> **Katz 医生的解释**
>
> Rosemary 意识到了一件重要的事情，最好独自尝试振动器，这样感觉最好。在没有伴侣在身旁的情况下，尝试会减

少很多压力。这对 Rosemary 来说是新的尝试,她不知道会不会喜欢这种方式,也不知道这是否会奏效。通过自己尝试,你会有更大的自由空间去适应这种方式,去发现什么是适合自己的,而不需要去取悦别人。

独自尝试

第二天下午,Mario 去和朋友打牌。Rosemary 决定就在此刻使用,要么以后不再尝试。她小心翼翼地打开盒子,拿出按摩棒。它的形状是棒状的,末端有一个橡胶把手,速度控制键有从低到高的多种设置。她把它拿进卧室并接上插头。开始时不知道如何使用,于是就按照盒子上的图片所示,把它放到左肩上,感觉不错,改变速度控制键,找到了一个舒服的速度。5 分钟后,她决定在"下面"试试。最初她不知道把它放在哪儿,应该脱掉衣服吗?用哪档速度?她不知道该如何做。最后她躺到床上,把振动器放在会阴前方。她感觉到自己的耻骨部位在振动,但感觉谈不上好坏,而且这肯定不是性兴奋。于是把振动器移动了一点,突然间感觉到一阵明确的颤抖,就把振动器固定在那儿,却不愿移动而改变这种感觉。

她对这种美好的感觉非常震惊,不到 3 分钟就到达了高潮。虽然这与她和 Mario 性生活时的高潮有些不同,但这确实是性高潮。她在 Mario 走进门时,迫不及待地告诉了他,他真的非常开心,就像中了头奖,不仅因为打牌还赢了 13 美元。

Katz 医生的解释

Rosemary 刚刚经历了这世界上成千上万女性所知道的事:用振动器获得性高潮是很容易的。这种工具可以在需要的地方提供强烈的刺激。这是女性自己可以控制的,且不需要去性专用品商店购买(如果这困扰你的话)。你可以在任何卖美容用品的地方找到它。

> **要点提示**
>
> - 按摩棒可以产生强烈的振动,对有些女性来说可能过于强烈。
> - 如果振动过于强烈,尝试在性用品商店或网上找一个小型电池驱动的振动器,这样振动可以较为温和,且感觉作用仍然有效。
> - 你可以在旅行时携带方便的按摩棒。机场安检只会认为你有背部不适。
> - 如果按摩棒有多个档位可以尝试不同的速度,对你来说可能慢速效果更好,或正好相反。

克服恐惧

现在 Mario 非常想再试试它,但 Rosemary 仍然不确定再次使用它后,自己会有怎样的感觉,且觉得使用它不自然,于是想再次去看 Samuels 医生,因为她的建议和书都很有帮助,只是希望有人告诉她这是可行的。Samuels 医生听到 Rosemary 为解决问题在努力感到很满意。她鼓励 Rosemary 说,很多女性使用振动器,对有些女性而言这是她们获得性高潮的唯一方式。她给了 Rosemary 一些建议和帮助,希望把振动器融入到和 Mario 的性生活中。

Katz 医生的解释

尝试新事物不是件容易事情,特别是在性生活中。我们中的大部分人多年来和同一个人做相同的事,并且奏效。离开你的舒适区域是个挑战,尝试时带点儿幽默感会有帮助。

耐心尝试

Rosemary 向 Mario 讲述了 Samuels 医生的建议。她告诉他这对她来说很难,他需要耐心点儿。他唯一的回答是把她拥入怀中,并告诉她他爱她,她使他的生活很精彩。

> **要点提示**
> - 一旦你对你的伴侣敞开心扉,就很难停止。
> - 说出心里话也能打开聆听者的心扉。

正当此刻,更待何时

就在这个周末,Rosemary 锁上前门,拔掉电话线并邀请 Mario 共浴。她仍然担心在做爱时漏尿,虽然 Mario 说这并不困扰他,他已经学会了按照她说的去做,这会使事情更顺利。他们在性前的游戏中使用了按摩棒,这是他们从未有过的。Rosemary 觉得被唤起了,但仍觉得紧张和担心阴茎插入时疼痛。但这是很长时间以来她真正被唤起,感觉很好。当阴茎插入时,她屏住呼吸,一点疼痛都没有。Mario 几分钟后结束了。他躺在她身边问她觉得怎么样。Rosemary 正要说"很好"时,想起了她应该实话实说,她承认她被唤起了,性交的过程感觉很好,但她并没有到达高潮。Mario 伸手拿起按摩棒,他问她是否可以用这个,她闭上眼睛点头同意了。她很紧张、害怕,还害羞,需要指引他的手,让振动器到达正确的位置。仅用了几分钟,就再次达到了高潮。Mario 脸上的表情让她感动得想哭。她达到了高潮,使他那么高兴,这样真的挺好,也许以后她会适应这种方式。

Katz 医生的解释

Mario 和 Rosemary 成功地改变了他们的习惯,并使之奏效。她为此做了万全的准备;她锁上了门并拔掉电话线以保证他们的隐私不被打扰。她和 Mario 共浴,这增强了她对个人卫生的信心并使她放松下来。他们将按摩棒作为性前戏的一部分,她融入了这种感觉并被唤起。最重要的是,她诚实地告诉 Mario,自己并没有到达高潮,并允许他再次把按摩棒/振动器带入他们的性生活。它带来的性高潮对他们两个人都很重要,并为将来尝试其他方式揭开了序幕。

(张乃怿译 张 渺 廖秦平校)

第七章

性交痛

性交本不应该是疼痛的

对于多数女性而言，性交疼痛是一种打击。她们可能在伴侣用手碰触阴道或插入阴道时感到疼痛，也可能在性高潮或阴茎在阴道内猛烈抽动时感到疼痛。这种疼痛和疼痛的记忆对于未来的性生活会产生不利影响。

女性在性生活过程中经历疼痛的原因有很多。最常见的原因是外阴、阴道干涩，可能系维持组织湿润的激素缺乏或这些组织供血不足。外科手术可能改变外阴及阴道的解剖结构，或外部或内部的瘢痕组织影响这些区域松弛和延展功能。

无论是什么原因，结果都是将一次愉快的经历变成了疼痛的回忆，都会对躯体和感情产生影响。性交疼痛往往引起形成一个恐惧和想象疼痛，从而导致肌肉痉挛，进而引起更加疼痛的恶性循环。由于心理和记忆的显著关联，这种疼痛循环很难被打破。

本章讲述了一个关于 Deb 和 Brent 这对年轻夫妻的故事，他们一直同 Deb 的肛门癌放射治疗的副作用作斗争。

在本章中，你会学到：
- 女性生殖区域放射治疗后会发生怎样的反应。
- 为何心理治疗与躯体治疗一样重要。
- 为什么局部激素治疗可以改善生殖道疼痛。

Deb 的故事

Deb，36 岁；Brent，37 岁，两人已经共同生活 15 年了。他们目前居住在 Vancouver 海边的一个小岛上，且都是 20 世纪 60 年代嬉皮士的后代，从没有考虑结婚，他们的父亲都是为了逃避越南战争而移居加拿大，都娶了加拿大女人并在那里建立了自己的家庭。Brent 是一个木匠，他通常为朋友及邻居工作挣钱，足够维持他们在岛上的小农场，养山羊、挤奶、种植蔬菜。Deb 抚养两个女儿，当她们十几岁的时候，送去上寄宿学校；目前她们俩在邻岛上初中。Deb 也不清楚让女儿们上正规学校是为了什么。

到维多利亚购物的时候，Deb 决定做一次体检。她不好意思地告诉助理护士，自己将近 4 年时间未做宫颈巴氏细胞检查了。护士不仅给她进行了巴氏细胞涂片，同时还进行了直肠检查，这样可以更好地检查到子宫的表面。当护士的手指通过她的肛门时，Deb 感觉到一些疼痛，看到护士做检查时皱起了眉头，她感到有点恐慌。随后她被告知在检查时发现肛门内壁有些异常，应当进行组织活检。就在当天下午，Deb 进行了活检。检查后 Deb 就返回小岛的农场，她不想在外过夜。

Katz 医生的解释

在盆腔检查同时进行直肠检查很常见，因为这是医生全面检查子宫的方法。肛门内有肿物或新生物可能表现一些异常。本病例中，助理护士就关注到了 Deb 患癌症的可能性。

活检坏消息

当天下午,她到同一个大厦去约见一名普外科医生。随后,医生进行了一次肛门组织的活检。Deb 已经懵了,她本来只是来进行一个常规的宫颈巴氏细胞检查,然后坐公共汽车和摆渡船回家的。她在维多利亚就开始胡思乱想,但并没有告诉 Brent 发生了什么事情,且电话关机了。无论如何,Deb 想自己先在头脑中把整个事情搞清楚后,再去告诉其他人。等回到家时,Brent 已经睡着了,经历了一个不眠之夜后,Deb 在第二天早饭后告诉了 Brent 所经历的一切。

Brent 也感到震惊,并且为她不得不独自经历这一切而悲伤。但他是个乐天派,安慰 Deb 确信一切都会好的。3 周后,护士给 Deb 电话留言,希望她尽快回电。她等到第二天才回电话,整理了一下思绪,并且做好任何结果的心理准备。

更坏的消息

护士告诉她活检结果,显示她患有 I 期肛门癌,并且需要进一步到癌症中心就诊。护士通知她,已经安排了下周四的预约,需进行血液检查、CT 以及与肿瘤专科医生就诊。Deb 询问她可能得到什么样的治疗,得到的回答是肛门癌症通常进行化疗或放疗,但有时也会进行手术。

按照预约,周四她返回维多利亚,心中充满了恐惧和祈祷。Brent 想和她一起来,但他此时有一个大项目正在进行,于是他们商量好,这次 Brent 继续工作,以后 Deb 需要他时,再陪伴她进行其他预约。关于疾病诊断,她再没有告诉其他任何人;她希望在告诉女儿们之前了解更多信息;无论如何,目前还无法说出这件事。

> **Katz 医生的解释**
>
> 肛门癌和其他癌症一样,治疗主要根据癌症的分期和分级。其中Ⅰ期癌指癌症病灶小于 2cm,通常对Ⅰ期患者进行手术治疗。肛门括约肌是用来控制肛门关闭的肌肉,但若癌灶接近肛门括约肌,手术则可能损伤此处肌肉,则放疗和化疗成为备选的治疗。

治疗计划和人员

Deb 在第一次会面中见到了肿瘤放疗专家和他的团队,并且被告诉他们已经研究过她的活检结果,而且认为放疗、化疗是她的首选治疗。还告诉她需要进行 5 周的放疗,且在第 1 周和最后 1 周放疗的同时进行化疗。然后他把 Deb 介绍给 Pam 护士,她负责指导所有放疗患者,并在治疗过程中提供肿瘤学方面的信息支持。

一个女人可以承受多少?

在这个问题上,Pam 护士可以看出 Deb 已受到了很大的打击。她递给 Deb 一些果汁,然后在一个会议室同她进行深入的交谈,还询问了有关她的家庭和未来 5 周内制订的放疗计划。虽然 Deb 曾听到"放射性治疗"这个词,但她看上去很震惊,因为并没有真正理解它,也没有想过这个词将会意味什么。她试图思考这将多大程度改变她的日常生活,但她没有这方面的经验,只是盯着桌面,呆坐在那里,一句话也不说。

Pam 注视着她,她看上去是那么孤独,并且这里有一大堆需要处理的东西。在下午早些时候已经预约了 CT 扫描,现在已快到午饭时间了。Pam 邀请 Deb 共进午餐,两人一起走到一层的咖啡吧,各自买了一个三明治,找了一张桌子坐下来。Pam

对这种情况非常有经验,她静静地坐着,等待着 Deb 向她提问题。Deb 边吃三明治边喝着果汁,终于,她问了一个问题:"我会活下来吗?"Pam 以此为契机,与 Deb 谈论为何她的癌症被定为早期,以及从各个方面来综合来看,她都会有一个好的预后的原因,并且在开始治疗前,还同她谈论有关治疗的副作用。

Katz 医生的解释

在癌症治疗期间,不同治疗对生活和日常活动的影响是难以避免的。患者身边需要有人适时给予帮助,以理清各种信息。在这段旅程中,与一个受过健康专业训练的人沟通是很有帮助的。

要点提示

- 同一个受过专业训练的人谈论你的复杂治疗问题是非常有帮助的。
- 对于生存问题的恐惧通常是你最为关心的,并且可能影响对于治疗的选择。
- 如果你是那种对于百分比和数字敏感的人,可以询问生存率。但如果数字会使你迷惑,那么告诉你的医生,你不想听到数字,而更希望用另一种方法获得你需要的信息。

制订计划

Deb 再次进行了 CT 检查后回到家,她感觉筋疲力竭,甚至没有和工作回来的 Brent 说话,就上床休息了。几天后,Deb 接到了 Pam 的电话,告诉她 CT 结果,现在可以开始为期 3 周的放疗。Pam 提议在开始治疗前,Deb 和 Brent 共同来一次癌症治疗中心。另外,在治疗期间最好能居住在维多利亚,这样方便些。恰好 Deb 有一个朋友的姐姐就在治疗中心附近居住,她想到了她，也许可以在她那里借住。

> **要点提示**
>
> - 拥有愿意提供帮助的朋友和家人非常重要。
> - 告诉别人你患癌症这件事，需要遵循"需要知道"的原则，只有你自己知道需要告诉谁。
> - 对于十几岁的孩子来说，最好等到你有治疗癌症的方案或者开始治疗的时间后，再去告诉她们。免得他们被这些具体的事情转移注意力，同时也使她们容易接受你患癌这件事。
> - 在癌症治疗中心一般会有一些材料（书、录像等）或者专门的人员帮助父母患有癌症的孩子们，也可以上网 www.cancercare.org 浏览。

第二天，Deb 和她的朋友谈起了这件事，还没等她谈到借住问题的时候，她的朋友就主动给她的姐姐打了电话。几分钟后，Deb 就在维多利亚有了临时居住的地方，而且住处附近有直达治疗中心的车。姐姐的朋友也很快为 Brent 准备好了房间。Debs 松了口气，很短时间内自己就解决了一件非常麻烦的事情。下一步就是必须在治疗开始前，告诉女儿们这件事。好在她们要到周末才从学校回家，在这段时间内，Deb 她还可以好好想想该如何告诉她们。

准备治疗

Deb 在接下来的几周里，顺利地完成了治疗前的准备。她花了很多时间安慰知道了病情后非常伤心的女儿们，试图告诉她们一切都会好转，但其实她自己也不太相信。癌症治疗中心的护士 Pam 寄给她很多相关的材料，但她根本不能静下心来阅读。在这段时间里，Brent 仍然忙于工作。

在 Deb 开始治疗的前一天，Brent 陪着她一起去了治疗中心。与放疗医师交流后，Pam 将他们带到化疗病区，然后由那里的护士带领他们熟悉环境。在那里，Deb 惊恐地看到许多正在化疗的病人，他们坐在大椅子上，头上还挂着输液架。尽管如此，她仍然觉得提前来到这里，了解环境是非常有必要的。

Deb 朋友的姐姐 Heather 是一个老师。她给 Deb 安排了非常好的住处，是一个屋子背面的单独房间，窗外有一个美丽的小花园。她还把家里的钥匙给了 Deb，并带她熟悉厨房和客厅。Deb 再次被感动了，Heather 作为一个陌生人，慷慨地让她使用自己的家，为她解决了一个很大的难题。

白色的亮光

第二天，Deb 很早就到达了治疗中心。首先，她被带到一个小的更衣间，换掉包括内衣在内的所有衣物，然后被带到一个大而冰冷的治疗室。通过放疗医师的介绍，她知道了在治疗室的中间放着的是一个放射治疗仪。除了放疗医师以外，屋子里还有许多人。Deb 通过他们穿着统一的服装和戴着工作牌，推测他们可能都是工作人员。Deb 躺在治疗床上，双腿被分开，固定在腿架上。她感到自己开始发抖，并且有些头晕，但是无法控制。她躺在那里，完全暴露着，一束白色的固定光线照射在自己的外阴部位。之前的那些工作人员仍然在屋子里各自忙碌着。Deb 躺在那里，泪水流过她的脸颊，滴落在枕头上。一个温和的声音让她沿着台子向下移动一些。Deb 依旧闭着双眼，并配合着调整体位。随着这个声音告诉 Deb，所有的工作人员都离开房间，随后听到和感觉到仪器围绕她移动，整个治疗过程大约持续 12 分钟。这就是所发生的一切。

Katz 医生的解释

很多患者对于治疗中的具体细节并没有心理准备。Deb 对于在第一次放疗中，自己隐私的部位需要完全暴露感到非常震惊。躺在治疗台面上，将自己最私密的地方完全暴露出来，是一种创伤性的经历。难道不可以处理得更好一些吗？工作人员应当解释将要发生的一切，并且还可以为 Deb 盖上一张单子。在繁忙的日常工作中，他们忽略了这样一件非常重要的事，对患者来说，这种经历绝不是一种常规的体验。作为医护人员，这一点必须要牢记。

> **要点提示**
>
> - 对治疗了解得越多越好，这一点对患者来说很重要。如果你可以拿到一些文字的材料，阅读它们，会获得有用的信息。
> - 在开始治疗前参观治疗的环境，可以帮助设想自己治疗时的场景，某种程度上可以缓解焦虑。

打击仍在继续

在接下来的 5 周里，每个工作日 Deb 都要到治疗中心接受相同的治疗。在第一周里，她每天还需要接受化疗。尽管她不喜欢每天都要输液，但由于化疗的时间只有两周，她的肿瘤医生没有为她选择中心静脉。在第一周里她感到有些恶心，但没有脱发。

但最糟的事情还是每天的放疗。她每次都在闭上双眼中度过，每次她都闭上眼睛，想象着她的农场附近的海滩，来熬过治疗过程。她躺在治疗床上，试图忽略那些在周围走动的工作人员、被分开固定在腿架上的双脚和照射在外阴部的白色亮光。她试图想象在熹微的晨光里，浪花拍打在沙滩上，天空下着绵绵细雨。每周五下午她回到家里，到周一的早上再返回来治疗。在 Heather 的家里，Deb 受到了欢迎，但她还是试图避开他们。Deb 总是感到非常疲倦，每个下午和晚上都在读书和看电视中度过，然后和 Brent 聊聊天，之后就会早早睡去。Brent 的工作仍然很繁忙。

Katz 医生的解释

Deb 使用了一种非常基本的应对技巧,她将自己从治疗中解脱出来,以使这种创伤最小化。同时她也经历了最常见的放疗副作用,如乏力。她看起来仍然可以很好地照顾自己,也许留在陌生人的家里也是一件好事,至少她可以完全放松,而不用承担她的家庭主妇角色。

要点提示

- 寻找到解决治疗中各种问题的方法非常重要。
- 许多人通过放松、自我催眠、听能够激发灵感的音乐或者读书来帮助他们度过治疗中不愉快的时光。
- 累了就休息,饿了就吃,好好照顾自己像接受治疗一样重要。

遭遇副作用

在开始治疗的第二周,Deb 感到肛门区非常疼痛。尽管医生提醒过她会经历这个过程,但她还是没想到会疼得这么厉害。Pam 一直在和她联系,并且给了她一些保护脆弱的皮肤和黏膜的乳膏。但由于组织的损害持续发生,到治疗的最后两周,她已经感到非常疼痛,甚至不能长时间坐着。在化疗的时候,她必须坐在特殊的垫子上以分散压力。从治疗的第二天开始到最后一天,她注意到阴道里排出带有臭味的分泌物。

Katz 医生的解释

由于阴道和直肠(肛门)的解剖关系非常密切,肛区的放疗一定会将阴道后壁暴露于放射野中。组织脱落是放疗的常见反应，有些患者放疗后可能会形成阴道直肠瘘，导致粪便从阴道排出，这样的结果很难接受。即使不发生阴道直肠瘘，阴道坏死脱落的细胞也会排出体外，使白带恶臭。

要点提示

- 持续放疗的副作用慢慢累积，一般多在放疗末期出现。
- 如果身体有任何不适，都需要告诉医生。
- 就算你的医生曾经告诉你出现这些不适都是正常的，你仍然应该告诉他们，以免忽略那些需要治疗的情况。

事情还可以变得更糟糕么？

Deb 非常沮丧地将这件事告诉了 Pam，随后她去看了医生。通过检查，医生告诉她这些情况是由于直肠阴道隔（阴道和直肠共用的壁）组织脱落引起的，需要通过阴道上药治疗，并且需预防感染。Deb 不能自己完成这件事，于是 Pam 建议，由 Brent 给她上药。Deb 再次沉默了，她在想，怎么可以让 Brent 来做这件事？她提着一大袋子药回家，筋疲力尽、恶心、害怕的感觉困扰着她，以至于几乎忘记了放疗已经结束了这件事。

欢迎回家

Brent 准备了鲜花、蜡烛，用他们最好的餐具为 Deb 的回家准备了特别的庆祝晚餐。Deb 一进门就闻到了美食的香气，尽管她知道 Brent 早早回家准备这些，但她想做的只是想早点爬到床上，把自己包裹起来。

当天晚上他们躺在床上，Deb 告诉 Brent 最后发生的那个并发症，就像她想象的那样，Brent 很快接受了这个任务，并告诉她，很愿意为她做任何事。第二天早上，Deb 洗完澡，发现

Brent 已经把那一袋子药分开。他让 Deb 躺在床边上,小心地把抗生素栓剂放在她的阴道里。在此期间,Deb 不停地表示歉意。直到 Brent 放好药,他才告诉 Deb 并不需要感到抱歉,他甚至试图开个小玩笑,自己非常善于用手。Deb 只能苦笑作为回应。

事情好转

1 个月后,Deb 感到了病情明显的好转,按预约的复查时间,医生告诉她,由于她的阴道恢复得很好,可以进行一些"日常生活"了。她在心里暗嘲:现在什么才是正常的?

Katz 医生的解释

身体有令人震惊的恢复能力,人本身也有出色的适应特殊状况的能力。Brent 非常高兴能够帮助 Deb,但 Deb 对此其实难以接受。

当性生活时产生了疼痛

1 个月后,Deb 和 Brent 庆祝他们的结婚纪念日。他们在家里愉快地共进晚餐,同时也为他们在 Deb 发现癌症后的第一次性生活做了精心准备。尽管她的身体感觉好多了,但心理上非常紧张,喝了两杯酒都不能放松下来。当 Brent 试图进入她下身的时候,Deb 疼得哭了,并推开了他。Brent 立刻停止,打开床头灯,询问 Deb 的情况,而 Deb 只是不停地说"很疼,很疼",Brent 拥着她直到睡去。

Katz 医生的解释

紧张可以破坏人的阴道。Deb 显然在焦虑自己经历了治疗和并发症以后,到底会发生什么。这种在性生活进入时候产生的疼痛体验会成为长期存在的问题，因为你在每次进入时，你会预期产生疼痛，从而导致肌肉紧张，进一步加重疼痛的程度。

要点提示

- 记得那些使你在治疗前放松的练习么？在性生活前使用它们，对你有帮助。
- 酒精可以帮助你放松，但同时也会影响你的专注力和控制力。它也可能影响疼痛受体。因此，需要谨慎使用。

记忆的力量

第二天，Deb 向她的护士说明了情况，并预约了检查。在检查前，护士详细询问了 Deb 在治疗时和治疗后的感受。Deb 诉说了她从阴道内排出脱落组织，Brent 帮助她用几周的药，包括躺在治疗台上，白色的光束照射在她的生殖器上等情况。她痛哭流涕地诉说，杂乱无章。

护士一直默默聆听着。Deb 诉说结束后，她静静地坐着，明显通过发泄，情绪得到短暂的释放。接诊的护士告诉她，需要一些心理的治疗，并为她推荐了一位专门治疗心理创伤的医生。尽管 Deb 觉得有些奇怪，她得了癌症，而心理并未受伤。但她仍然听从了护士的建议。

Katz 医生的解释

Deb 有一些创伤的性经历的表现，面对这样的情况常常有不同的反应。她对放疗反应难以耐受，而她的并发症延迟了她的恢复。多数女性在面对这样的情况时，可以通过一些帮助得到改善。

第七章 性交痛

> **要点提示**
>
> - 有许多不同种类的医疗服务,可以帮助患者进行治疗和面对治疗后的变化。
> - 接受一切帮助,甚至有些你并不能确定是否可以有所帮助。一次见面并不复杂,但你可能由此获得许多帮助。

得到帮助

3周后,Deb 和 Brent 与他们的心理医师第一次见面。她是一个年轻的女医生,有着灿烂的微笑和温柔的声音。在她的鼓励下,Deb 讲述了所有的事情,这样的回忆使 Deb 再次感到筋疲力竭。Brent 一直聚精会神地倾听,深深地皱着眉头。在心理医生提问前,他首先问为何 Deb 并没有告诉他放疗的痛苦,对于治疗时候的光线和治疗室里的工作人员的这些细节,为何从来都没有诉说过。Deb 解释说她自己只想熬过这些,而告诉 Brent 也不能解决任何事。

Brent 在心理医生和 Deb 问答的时候仍然非常困惑,他打断她们的谈话,告诉 Deb 他们结婚纪念日那晚的性生活的尝试非常糟糕,而且他并不是故意要伤害 Deb。开始 Deb 尝试安慰 Brent,但很快就放弃了。她告诉 Brent 自己的真实感受,就是甚至不能想象再次做爱,并且对"在对她做过所有这些事情以后",Brent 为什么还会想和她做爱不能理解。

这时,心理医生打断了她,并希望她解释"在对她做过所有这些事情以后"的具体意思。这对夫妻沉默了许久,他们忽然发现了一些他们以前没有注意到的事情。他们开始主动和对方交谈,解释自己的感受、想法和他们做过的一些事情的初衷,很快,事情取得了突破性的成效。

Katz 医生的解释

尽管 Brent 已经尽可能地帮助 Deb 做所有的事情，但她的反应就是她自己的所作所为没有对与错。在 Deb 看来，他只是"对"她做事情，而不是"为"她做事情。Deb 对于发生的事情感到受伤害，并且由于他们并不谈论这些，俩人都依照自己的感受对许多情况只是做出假设。

处理结果

尽管放疗医生认为她的放疗结果很满意，然而 Deb 依然存在病理问题，她的阴道和肛门区遭到了损伤。尽管她认为性生活可以帮助维系她和 Brent 的感情，但由于她仍然感到疼痛，所以目前还无法进行性生活。Deb 给治疗期间负责和帮助她的 Pam 护士打了电话，随后，Pam 为她联系了一次妇产科医师的门诊。经检查后，妇产科医师认为 Deb 需要规律使用扩张器，以避免因放疗导致的阴道闭锁。

这是一个非常简单的解决方式。在接下来的几周里，Deb 每隔一天晚上就使用一次扩张器。她并不喜欢使用扩张器，另外也担心被 Brent 看到会非常尴尬。在此时尽管 Brent 希望帮忙，但他还是会小心翼翼地离开卧室，留下 Deb 独处。Brent 建议他们再去看看心理医生，他告诉 Deb，他发现当医生在场的时候谈话变得非常有效，他们间仍然有一些事情需要讨论。出乎他的意料，Deb 非常痛快地接受了他的建议，并且第二天就去预约了会面时间。

Katz 医生的解释

当阴道组织破坏后，阴道排液是部分愈合的表现。在阴道中，这些液体可导致阴道壁粘连。瘢痕组织的形成也可导致阴道的缩短和狭窄。扩张器的使用可以使阴道保持扩张，对以后的性生活和阴道检查都有帮助。

> **要点提示**
> - 对于接受了生殖道放疗的患者来说，适当使用扩张器是非常有帮助的，它可避免阴道的永久性改变。
> - 你需要一些时间自己去感觉"下面"发生了些什么，可能会对你有帮助，因为往往自己的想象并不准确。

Deb 描述了她想象中的画面

他们第二次与心理医生见面的时候，就不像上次那样紧张了。Brent 吃惊上次能够在医生的办公室里，开诚布公地谈话，所以他希望这次也这样。心理医师向他们询问了上次治疗的效果和这次治疗的主要目的。Brent 告诉医生，尽管他们上次在这里谈了很多，但一回到家，Deb 仍然不肯和他分享她的心情。听到这里，Deb 非常激动，她用颤抖的声音说起，她厌恶在自己身上所发生的一切，讨厌用扩张器，她不能想象为什么自己经历过这一切以后，Brent 仍然渴望有性生活。

心理医师请 Deb 描绘自己想象中的身体，特别是生殖器官部分。Deb 想了一会，回答说她认为自己很丑陋，且已没有吸引力。心理医生再次启发 Deb 具体地描述生理的状态，而不需要用一些评价性的词语，比如"没有吸引力"。Deb 这次思考的时间稍微长了些，在医生的鼓励下，她形容自己的身体像一片荒漠，干燥、火热、寸草不生，自己的外阴好像从潮湿到发红，最后干燥呈银白色。医师问 Deb 是否观察过自己的身体，包括外阴部分。Deb 对这个问题感到非常惊讶，她已经厌倦了被不同的人看自己的外阴，连 Brent 不得已时才看那里，她觉得希望自己的"下面"最好消失了。心理医师建议 Deb 回家去找个镜子好好看看自己。

Katz 医生的解释

这是一种非常有效的策略。我们对自己的认识常常被感觉和行为影响。Deb 认为自己的生殖器官发红,并且干燥、脆弱,看起来非常不受欢迎。告诉 Brent 这些也有利于让他了解他俩的感觉为何有如此大的差异。

要点提示

- 如果你经历了一些对身体长久影响的治疗,你可以将自己感觉和想象的自己身体的样子在脑海中描述出来,或者直接拿笔画出来,对于结果,你肯定会非常惊讶。
- 配合专业的心理或精神治疗师的治疗,可以帮助你从情感的疾病中恢复。

疼痛的爱

当他们再次尝试做爱时,Deb 仍然感觉疼痛。Brent 害怕伤害到 Deb,所以一直在观察她的表情,Deb 稍显痛苦,他就主动停了下来,并保证直到 Deb 能够确定不疼了,他们再开始性生活。Deb 再次联系了她的护士,并做了阴道检查。护士告诉 Deb,她的阴道确实比较干涩,但可以通过使用阴道保湿剂来解决。这种保湿剂在药店就可以买到,每周使用 3 次就可以达到很好的效果。另外,在性生活中也可以使用另一种润滑剂来缓解疼痛。但 Deb 还是希望完全不痛了,再开始性生活。最后,护士还告诉她,如果通过使用润滑剂也不能解决问题的话,可通过局部应用雌激素来帮助阴道组织修复。

Deb 从药店买了一些阴道润滑剂,并开始按照说明书使用。2 周后,她感到明显舒服了很多,而使用扩张器的时候也没有那么痛苦了。她还使用了癌症中心给她的另一种 K-Y® Jelly 润滑剂(McNeil-PPC, Inc.)。在 Brent 生日的时候,他们再次尝试了性生活,这次还是因为 Deb 的疼痛而失败了。尽管 Brent 小心地掩饰着自己的失望,但 Deb 仍然感觉到,并对 Brent 感到非常抱歉。

Katz 医生的解释

针对不同的情况采用不同的解决方案。Replens® 凝胶(Lil Drug store products, Inc.)是一种可以使水分进入阴道壁的保湿剂。它的特点是呈凝胶状,采用阴道上药器,每周使用 3 次,2 周后可以显效,是非处方药,很容易买到,但是在性生活中不能作为润滑剂使用。同房时可以使用的润滑剂种类很多,有些可以在药店买到,另一些只能在网上或成人用品店才可以买到。比较有效的有两类。一类是以甘油为基质的,比如艾斯兰〔Astroglide® (BioFilm, Inc.)〕或者 KY 胶,特点是可以长时间保持润滑。由于它可以促进阴道酵母菌的生长,所以不适合反复阴道真菌感染的人。另外还有一类,包括两种润滑剂,一种是以硅胶为基质的润滑剂,也比较有效;另一种是水质的润滑剂〔Liquid Silk® (Bodywise Ltd.)〕,不含甘油。这两种润滑剂都只在成人用品商店或网上有售。

> **要点提示**
>
> - 医生或护士对于润滑剂可能并不专业,你可以直接去成人用品商店或在网上了解到大量的信息,对比各种产品的优劣和各自特点。

一切都在好转

Deb 第二天又联系了她的医生,咨询医生后,在 Replens 治疗的基础上,医生给她开具局部使用的雌激素,Deb 第二周收到了药,按照说明书的使用方法,将小药片放入阴道内,每天 1 次,共 2 周,然后每周 2 次。10 天后,Deb 感到真的发生了变化,她高兴地发现自己感觉已经恢复到像患病前一样了。尽管 Deb 仍然对性生活没有渴望,但至少现在可以看到一些希望了。

Katz 医生的解释

像 Deb 经历的一样,局部的雌激素治疗可帮助阴道组织从内而外恢复湿润,对于严重的阴道干燥是非常好的治疗方式。雌激素有很多种剂型,乳膏、药片,还有一种阴道环,可以持续作用 90 天。

对幸福生活的期待

这个周末晚餐后,Brent 和 Deb 坐在桌子旁,依偎在一起,喝着酒。Deb 主动提议他们可以尝试着性生活,这是这几个月以来 Deb 第一次表现出对性生活的兴趣。Brent 非常小心,因为 Deb 的性疼痛问题已经困扰他很久了。

在经历最初进入时的一点点困难后,这次终于成功了。Brent 一直留意着 Deb 的表情,她没有之前那么疼痛,尽管看起来不兴奋,于是 Brent 很快结束了这次的性生活。对于 Deb 来说,没有疼痛已经让她很高兴了,虽然在性生活中自己并没有得到满足,但看到 Brent 满意也就足够了,这只是一个开始。

(吕　涛译　张　渺　廖秦平校)

第八章

抑郁症

未来会同从前一样吗?

病人被诊断为癌症后可能出现许多异样的感觉,包括抑郁。这些不适可能在治疗结束后几个月甚至几年都持续存在。疾病得到了治疗,并不代表患者的恐惧也会随之结束,而且一些患者宁可自己默默承受也不愿意寻求帮助。

治疗抑郁有许多可以使用的方法,许多患者疗效良好。但与此同时,也有很多患者在治疗时出现副作用。选择性5-羟色胺再吸取性抑制剂(SSRIs)常用于治疗抑郁症,你的朋友或你自己可能正在服用。这类药物最常见的副作用之一就是性功能障碍。

本章中,你将认识 Rebecca 和 Don。Rebecca 是一位皮肤癌患者,虽然已得到成功的治疗,但她在成功治疗后的 3 年感到抑郁。因此,通过本章你将了解和学习到:

- 抑郁对性生活可能产生的影响。
- 治疗抑郁症对性生活有正面和负面的影响。

Rebecca 的故事

Rebecca 和 Don 俩人都是 60 岁刚出头的人。Rebecca 在 3 年前发现恶性皮肤肿瘤,并得到成功治疗。她年轻的时候常在夏天做救生员的工作,并且喜欢晒太阳。一天晚上睡觉脱衣服时,Don 注意到她的背部出现了一颗痣。

她的家庭医生认为这颗痣看起来不太好,于是在局麻下将其切除。结果病理回报为 0 级恶性黑色素瘤。随后她去咨询了肿瘤外科医生,医生为她做了扩大性切除,根治了肿瘤。从那之后,她可以算是完全无瘤了。

Katz 医生的解释

黑色素瘤是一种恶性度高的皮肤癌,它的发生与在阳光下暴露有关。Rebecca 总是喜欢在阳光下,但是很幸运,她的丈夫注意到了这颗痣,并使得她及早得到治疗。她的这个"癌"仅仅通过一个必要的癌肿切除,就在最早阶段得到了处理。

Rebecca 和 Don 都退休了,生活很丰富。他们住在一个大城市郊区的退休社区,享受着高尔夫、跳舞及旅游的生活。他们虽没有孩子,却一直很恩爱,性生活也活跃,但是自从 Rebecca 得了癌症之后,她变得完全不一样了。

要点提示

- Don 注意到一些改变正困扰着她。保持良好的食欲,对你伴侣身体发生的变化做出应有的反应是很有益的。
- 尽管你可能告诉你的伴侣她完全没事,但是事实上可能并非如此。保持耐心在这样的病例中是很重要的。

生活变得不一样了

Don不能很准确地描述出她哪里发生改变了。她的行为举止和过去看起来一样，但是她的行为在某种程度上来说没有过去的"感觉"了。她只是偶尔才勉强地大笑一下，也不主动安排社交活动了，只有在朋友邀约她，或者在Don建议时，他们才去看望旧友。她消瘦了，却不愿意提起这个事实，当盘子里放满食物的时候，Don发现她更多时候是把食物拨到一边，而不是吃下去。

他们的性生活也受到极大影响。她曾经热情很高，且很享受性生活，但是现在她却和Don保持距离，疏远他。她不再对性生活感兴趣了，甚至可能对Don也失去了兴趣。Don不知道该怎么办，每当他问她怎么了，她总是很生气，说一切都好。Don很担心她，觉得一定有什么地方不妥。

Katz医生的解释

每个人在被确诊为癌症之后，都会有一些行为异常。有些人能够很快适应，在治疗中就振作起来，然后继续自己的生活。另外一些人却在这方面有困难，不管他所患的是何种癌症，不论治疗情况如何。Rebecca在癌症早期就被发现，是很幸运的，但是她却在其后的3年时间里都表现异常。对癌症诊断后的反应，每个人的反应方式是不同的，没有错或对之分。

这种情况对于癌症病人的伴侣来讲是非常痛苦的。她/他不知道该如何去应对，或者改变自己的行为。Don注意到他的妻子显著的变化，她给人距离感，在社交方面与以往很大的不同，她的食欲变差，人也明显消瘦，而且更困扰着他的是，她不再对性生活感兴趣。每次当他询问是否还好的时候，他总得到她肯定的答复，这意味着他不好再问什么。Rebecca没有意识到丈夫言行如履薄冰，这是非常不正常的。

> **要点提示**
>
> - 不要为向你的伴侣袒露心声而感到害怕。有时候这是发生转机的必要条件。
> - 我们的伴侣也许会误解我们的行为，或者错误地理解正在发生的事情，这就是误会产生的原因。
> - 真相最终会大白的，尽管它的过程是曲折的。

面对问题

在 Rebecca 每季度一次的癌症中心的复诊前，Don 提议他们一起去咨询一下。Rebecca 敏感地拒绝了他的提议，并说他才需要去咨询，我好着呢！Don 崩溃了，流着泪问她是否想要和自己离婚。她也震惊了，不知道自己怎么会这样。这是他们 40 多年婚姻生活中，她唯一一次见到他的眼泪。这总算让她坐下来听他诉说。

他告诉了妻子自己的看法，她表现得像是另外一个人，一个对他、对他们的婚姻毫无兴趣的人，或者她在害怕什么。听到这些，她笑了，但随后意识到他是认真的。她急忙向他解释事实不是这样的。她告诉他，她非常爱他，尽管她还不明白他所说为何，但是她希望去理解。于是她同意去接受咨询。

Katz 医生的解释

Don 一直试图接近 Rebecca，但她却并没有意识到，直到看见他在她面前落泪这才引起重视。Don 从他的角度解释看来，Rebecca 的行为看起来就像是他们的婚姻走到了尽头。这对 Rebecca 产生强烈的刺激，尤其是她认为这不是事实。通常我们需要这样的一些"直接交流"才能让我们坐到一起来，一起去关注我们影响到别人的一些行为。

寻求帮助

在癌症中心预约每次的随访时，Rebecca 同时告诉护士要求进行心理咨询。护士告诉她可以去和社工聊一聊。Don 和 Rebecca 很惊异进展如此之快，他们甚至没有想好要问的问题和自己所关心的话题。在 Rebecca 见过肿瘤专家后，护士告诉他们，社会工作者想要约见他们。

5 分钟后，一位微笑着的中年妇女从门外探头进来，并向他们介绍说她叫 Sandy，询问他们是否可以在下周过来与她聊聊，具体的预约时间在周末早上。

周五很快到了。Rebecca 和 Don 一起到了癌症中心。他们对于这次预约并没有进行过多的谈论，他们之间的气氛很和谐。社会工作部的等候室很温馨，也很吸引人，窗边种着大型植物，桌边上放着一堆杂志。他们跟随 Sandy 来到她的办公室，同样她的办公室也满是植物，椅子也很舒适，Sandy 面对他们坐下，并跟他们保持着很近的距离。

"告诉我，你们为何来这？"她说。他们俩短暂地犹豫了一下，然后 Don 开始回答。他在描述自己对于他们婚姻的恐惧时极力保持着镇静。Rebecca 在他说话的时候没有与他眼神交流。她扭着自己衣服上的一颗扣子，盯着自己的膝盖。Sandy 等到 Don 说完了，问 Rebecca 怎么认识这个问题。她耸了耸肩，难以开口。

Katz 医生的解释

夫妻双方对于他们婚姻中发生的各种情况都有自己的理解和诠释。Don 认为这个情况是他们婚姻中的危机，但是他的观点并不是唯一的。听听 Rebecca 怎么讲也是很重要的，是她的行为造成了他们之间关系戏剧性的变化，她的想法甚至是第一重要的。但是她对于表达自己的观点有困难，因为 Don 首先解释了为什么他们俩会在这里，掌握了主动权，这种情况并不少见，Don 在 Rebecca 的沉默中得到了控制权。

解决问题（I）

随后出现了很长的一段沉默。Don 恳求地看着 Rebecca，就在 Sandy 准备诱导他们不论是谁先说话都可以的时候，Rebecca 做了一个深呼吸，然后开始了讲述。她说自己觉得对什么事情都不感兴趣了，自己感到完全孤独无助的时候也没有看 Don 一眼。Don 看起来想要打断她，但是 Sandy 举手示意他不要打断，最终他什么也没有说出来。Rebecca 继续描述自己孤单的感觉，她承认应该让事情过去了，现在感到很累，且经过这 3 年，想要自己过得好点。

Sandy 问 Rebecca 睡眠是否好，她承认每天醒得很早，在 Don 醒来前很早就醒了，躺在床上，期望自己能感觉更好，然后继续生活。当她说到自己缺乏食欲，且对 Don 给她盘子里摆弄食物很生气时，她看着 Don，此时 Don 脸红了，而 Rebecca 嘴角浮现出一个明显的微笑。

这时，Sandy 试探性地提出 Rebecca 可能是抑郁，但是 Rebecca 却很疑惑，她认为在自己过去的人生中，没有一天是感到抑郁的。Don 开始有同感，但是相反的是，他询问 Sandy 为什么这么认为。Sandy 解释说 Rebecca 有一些抑郁的表现：早醒、食欲差、对社会交往失去兴趣和容易疲劳。这在癌症病人中非常常见，不论患什么类别的癌症，不论在诊断后多久。Rebecca 看起来很沮丧，她站起来很快地走到门口。当她打开门的时候，转身看她的丈夫 Don，而 Don 飞快地看了一眼 Sandy，然后跟着自己的妻子离开了。

Katz 医生的解释

Rebecca 表现出一些抑郁症的经典症状。她早晨早醒，缺乏食欲，不再对社会事情感兴趣，甚至还阻止别人参与进去。她和丈夫保持距离，在表达自己感受的时候有困难。她对社会工作者的应答也很不同寻常，感到沮丧，对他人的反应也是无法预计的。

> **要点提示**
> - 如果你感到悲伤，如果你过去常有的生活方式发生了改变，去和别人聊一聊吧。
> - 抑郁是很常见的，也是需要治疗的。为此而寻求帮助并不可耻。

抑郁在癌症病人中很常见，而且有时并没有引起人们足够的重视。Rebecca 的治疗是很直接的。她接受了背部痣的手术切除，然后她仅需要一年复查一次。经常发生的是，当治疗更复杂的时候，患者有更多的机会和健康护理团队接触，而后者会询问患者的感受，这样抑郁症更能容易被识别和诊断。一些癌症中心在患者的每次复查时，都对他们进行完整的评估，以便识别出抑郁并早期开展治疗。

解决问题（II）

他们在回家的路上，俩人什么也没有多说。Rebecca 对于自己的行为很尴尬，而 Don 也不知道说什么。他认为 Sandy 可能是对的，Rebecca 确实看起来很低落，但是他不明白她为什么要做出突然离开的举动。当他们刚一回到家，Rebecca 马上拿起电话向 Sandy 道歉。她问 Sandy 是否可以单独和她见面，然后她们约好下周再见面。Don 听到这很高兴，这周其他的时间里，Don 总是以各种理由出门，以给 Rebecca 留出足够的自由空间。

　　下周的周三，Rebecca 开车去癌症中心再次见 Sandy。她很紧张，但同时她又急于想跟 Sandy 聊一聊那些困扰着她、却无法告诉 Don 的事情。她有负罪感，在过去的 40 年里，他们分享人生和性生活的感受，但现在事情变得不同了，全都没有了，她想找出让事情变得跟以前一样的办法。

　　她们开始讨论上一次见面时所发生的事情。Sandy 问她为什么会在她提出了抑郁这个问题的时候做出那样的反应。Rebecca 停顿了一会儿，然后告诉 Sandy，她的妈妈有"精神问题"，于是被送去看了精神科医生，然后被精神科医生送去住院治疗。这故事发生在 Rebecca 16 岁的时候，她的妈妈住院治疗 6 个月。他们第一次去探望她妈妈的时候，Rebecca 差点没能认出这个躺在床上的小小的女人就是自己的妈妈。她的爸爸弯下腰去亲吻她妈妈的脸颊，却被她妈妈推开，并且眼中还浮现出受惊的神色。Rebecca 感到很恐怖，她不明白这个女人到底是谁，为什么她爸爸要去亲吻她，她拉着弟弟离开了那个屋子。他们在大厅里等着爸爸从妈妈的屋子里出来。她说爸爸很生气，但是说不清他在生谁的气。几个月后妈妈出院回到家，看起来又瘦又苍白，跟 Rebecca 记忆中的妈妈不再一样了。

Katz 医生的解释

　　我们的反应并不总是理智和可控制的。Rebecca 有一段深植在记忆中的很艰难的回忆，而在 Sandy 提到抑郁的时候，这段记忆涌现出来。Rebecca 意识到她的处理方法不恰当。她承认对 Don 有所隐瞒，并且自他们结婚以来，这是第一次不能同他分享自己的感受。她也希望他们的生活能回到从前那样。但是这已经不再可能了，因为人们对于发生在他们身上的事情所作出的反应已经不一样了。

要点提示

- 你对事物的反应方式受你过去经历的影响，甚至你并不真的想要思考很久前发生的事情，但是它却可以帮助你理解现在的特定行为方式。
- 人们会因为患上疾病而发生变化，尤其是肿瘤这种威胁生命的疾病。
- 事情并不总是一成不变的，这就意味着事情可以向好的方向发展。

建议解决的方法

Sandy 静静地听着 Rebecca 的故事，在 Rebecca 描述她感觉和记忆中的恐惧的时候轻轻地点头。她告诉 Rebecca 现在很容易理解为什么她在提及抑郁的时候会如此沮丧了。她想 Rebecca 可能需要一些抗抑郁药，她问她是否有强烈的愿望服用这样的药物。她回答说自己并不很想使用这些药物，也不非常排斥。她看到自己的一个朋友在服用了这样的药物后情绪大大地改善了。但是现在她不太愿意吃药，她问是否可以等一等，看事情发展再说。Sandy 说她会一直关注 Rebecca 和 Don，并希望和他们一道共渡难关。Rebecca 感到肩上的担子轻松了许多，同意两周后再回来约见 Sandy。

Katz 医生的解释

许多人不愿意尝试用药物治疗抑郁。他们认为自己可以克服过去，是可以通过自己的努力而好转的。这对一些人确实是有用的，谈话同样可以起到和药物一样的效果。

性问题

Don 很开心 Rebecca 同意继续咨询。随后他也发现,她的情绪似乎要好一些了。在他们和 Sandy 的约见中,他问 Sandy,像 Rebecca 这样对性不感兴趣又不治疗是否正常。Rebecca 在他提问这些问题的时候,屏住了呼吸。他们从来没有讨论过这个问题,他突然提到这个问题而事先没有跟她讨论,让她感到很为难。Sandy 问了几个问题,然后告诉他们,需要去癌症中心的性咨询专家那里接受咨询。这时,Rebecca 一心只想着走出 Sandy 的办公室,于是她同意不论这个专家是谁,她都会去就诊。又一次,他们在回家的路上沉默了,不过这一次,是愤怒的沉默。

Katz 医生的解释

Don 在没有告诉 Rebecca 的情况下,就在与 Sandy 的会见中提出有关性的话题,这使 Rebecca 感到像是中了圈套。Rebecca 是对的,Don 应该先和她讨论。但是有时,人们在绝望中常常分不清什么是对,什么是错。

两个人的协议

Don 试图向 Rebecca 解释为什么这么做,但她告诉他,她需要时间从他的背叛中缓和过来。他向她道歉,并试图让她听自己解释,但是她非常生气。两天之后,她稍微平静下来一些,在晚饭之后,她说自己准备好了,可以听他解释了。他再一次道歉,然后描述了自己的孤单感和对以往生活的怀念,而现在那样的生活似乎是一个遥不可及的梦。她被他所说的感动了,她也承认以往的生活就像是一场美梦,而现在简直就是噩梦。他们都流泪了,她答应去看性咨询专家,去寻找解决问题的办法。Don 告诉她,除非她或者健康护理工作者要求他不能去,他以后一定会和她一起去所有的咨询。她同意了,并且第一次,她嘴角、眼里和心里都微笑起来。

Katz 医生的解释

谈话总是能让事情向好的方向发展的。伴侣双方都对同一件事感到沮丧时,他们最好是分担他们的感受,而不要互相攻击。Rebecca 主动自愿去接受性咨询,是因为她受到这个问题的困扰,而这对 Don 也是一样的。他希望和她一同参加她所有的咨询,表现出他对他们关系的承诺。

> **要点提示**
>
> - 如果你想要接受医学治疗或者支持计划,先与你的伴侣聊一聊。跟他/她分享你打算咨询什么问题的计划。

讨论问题

第二天早上,癌症中心的性咨询专家打来一个电话,Rebecca 同意下周去咨询,并询问是否可以带上配偶。当得到肯定答复后,Rebecca 告诉 Don,他可以和她一起去。一周后,他们再次来到癌症中心。性咨询专家 Gail 是一个黑头发、笑容灿烂的年轻女人。她温暖、随意而非公事公办的态度立即让他们感到放松。也许事情并没有那么坏!

Gail 询问了这对夫妇的一些问题。Don 回答了一下,但大多数时间都是 Rebecca 在说。她描述自己在过去两年的时间里,对性完全失去了兴趣,她承认自己很怀念性,并承认这导致她和 Don 之间发生了一些变化。这次是 Gail 谨慎地提出了也许 Rebecca 是抑郁。这对夫妇表示同意,然后 Rebecca 立即表示不希望去看精神科医生。Gail 说 Rebecca 的家庭医生就完全可以解决这个问题,她建议 Rebecca 去看看家庭医生,并向他描述一下自己的感受。她也建议 Rebecca 在看过了家庭医生之后,再回来找她。

Katz 医生的解释

Rebecca 终于准备好接受一些帮助。这次当性咨询专家再一次提出 Rebecca 可能是患有抑郁症的时候,她已经接受这个事实了。她意识到了自己的感受和缺乏性欲之间的关系。但是她依然拒绝去看精神科医生。

在康复的道路上

Rebecca 有一段时间没有见她的家庭医生了,其实她还挺喜欢他的。她给他的诊所打了一个电话,并得知下周早些时候有一个可以约见的时间。这次 Don 依然陪伴 Rebecca 去看家庭医生,且对 Garter 医生的话印象深刻。他们带着一张抗抑郁药的处方走出诊所。Rebecca 认为这种药和她的朋友所服用的药是一样的。晚上她就服用一粒,在接下来的 3 周里,她看上去轻松了许多。Don 也觉察到了她的变化,家里再一次充满了笑声。

要点提示

- 我们总是有各种原因去寻求帮助。这些原因没有对错,最重要的是寻求帮助本身。

Katz 医生的解释

在诊疗过程中,通过询问一些问题,大多数执业医师可以诊断抑郁症。Rebecca 有一些典型的症状,而药物通常是有帮助的。许多患者在开始服药后的 3 或 4 周就可有明显的改善。

更多的咨询

在第一次见面之后的几周，他们又约见了性咨询专家 Gail。Rebecca 已经感到好多了，他们讨论了他们夫妻间关系的改变。Gail 听着他们的描述，不时地点点头，但是多数时间是听他们对话。Don 承认 Rebecca 享受性生活对于他来说是她爱他的一种表现，他在事情变得不一样的时候，自己也惊异于自己的表现。他自他们结婚以来从没有感受到这么没有安全感。Rebecca 并没有对此做过多的回应，但是她表达了自己很爱 Don，并对他的这种感受感到抱歉。一个小时的谈话很快结束，他们约定 2 周之后再来。

Katz 医生的解释

即使在结婚之后的很多年，当事情改变的时候，人们依然可能感受到不安全感。Don 认为 Rebecca 享受性生活，是对自己有感情的表现，这是他的解释。这也不难说明为什么当他们没有性生活之后，他会变得如此不确定她对他的感情。再强调一遍，这不是一项必需的理智，这是我们作为人类的一部分。

出现了一个问题

在下一次他们与 Gail 的见面中，Rebecca 和 Don 看起来亲密了许多。Rebecca 的抑郁也好转了，她又重新回到了以往自己所享受的生活中去。但是有一个问题：尽管他们已经开始了性生活，但是 Rebecca 并没有太多享受的感觉。Rebecca 描述说，重新对性有兴趣，对于她来说是巨大的解脱，但是她人生中第一次没有了性高潮。Don 承认这让他也感到很沮丧。他以往总是很自豪能让对方满足，这让他非常受挫。有一两次和她性交，他甚至没有坚持到射精，现在他担心这会在以后的每一次性交时都发生。

　　Gail 解释说，Rebecca 所服用的抗抑郁药有一些影响性生活的副作用，包括她所说的没有性高潮。问题是 Rebecca 和 Don 想要找回性高潮应进行以下选择：继续服药并找到应对性生活改变的方法，如换药，或者治疗性高潮的缺失。Don 和 Rebecca 看起来很泄气，就在她感到精神上好转的时候却出现了这个问题。

要点提示

- 如果在你服药期间出现了性生活方面的副作用，这时候告诉给你开处方的医务工作者是非常重要的。
- 你的医生可能会告诉你些改变是可能的，所以准备好接受吧。
- 你可能有多种选择。想想你最重要的是什么事，然后再做出你的决定。

Katz 医生的解释

　　抗抑郁药 SSRI 的副作用之一就是性高潮障碍。原来很容易有性高潮的女性在服用这些药物后，需要付出很大努力去获得性高潮。这个副作用非常常见，有 20%～70% 的服用抗抑郁药的人都会发生，这是导致许多人在用药的头几个月就停止用药的原因，而停药可导致抑郁症复发。

　　Rebecca 出现了性高潮障碍这一药物副作用，但是还没有导致性欲缺乏、生殖器敏感性和润滑度下降、性交痛、性能力下降、性满意度下降这些副作用。换药可能会有帮助，但在停用一种药物、换用另一种药物期间，抑郁症状可能会复发。

解开思想疙瘩

　　Rebecca 告诉 Gail，她不想再回到抑郁的状态中去。她现在感到好多了，她现在希望换一种药，而非停止治疗。Gail 支持她的决定，Don 看起来也非常放松。Rebecca 预约了她的家庭医生，也约了 Gail 月末的咨询。Gail 鼓励这对夫妇互相抚摸，经常谈话。他们离开的时候，Don 带着一个淘气的露齿微笑，以前那个老 Rebecca 回来了，他将做任何事，阻止这个 Rebecca 离开。

　　第 2 周，Rebecca 约见了 Carter 医生。她告诉他尽管自己现在好多了，但是她现在出现了一些性生活方面的问题，她希望能为此做点什么。Carter 医生查阅了一本放在桌上的大书，并给她写了另一张处方，开具另一种抗抑郁药。这种药叫做安非他酮，他告诉 Rebecca，这种药比其他任何抗抑郁药在性方面的副作用都少。Rebecca 非常困惑为何他不在第一次就给她开这个药。

Katz 医生的解释

　　不幸的，性并不是大家随口就能讨论的话题，甚至在医生的办公室也是这样。这并不是医生或者护士在开处方的时候总能想起来的问题。幸运的是在治疗抑郁方面，是有其他药物可以替代治疗的，而这就是后来 Carter 医生所开给 Rebecca 的处方。

持续好转

　　Rebecca 开始服用新的药物，两周之后她有点惊奇地发现有些不一样的感觉了。Don 除草的场景，让她感到了几乎都快忘记了的兴奋感。她把他从屋外叫进来，尽管他流着汗，粘着许多小的草碎屑，但是她把他拉向自己，给了他一个长长的充满激情的吻。Don 非常惊异于 Rebecca 的表现，他回应着她的吻，他把她抱在怀里，把她抱进卧室。很快地，他冲了澡，回到屋里时还湿答答的。他们急切地做爱，对于她的反应都非常惊喜。她不确定这种美好的感觉是不是性高潮，因为她已经很久都没有经历过了，他们俩都非常满意事情回到了以前。

Katz 医生的解释

安非他酮是一种已知可以提高性功能的抗抑郁药，不像其他抗抑郁药会降低性欲和性反应。安非他酮的其他的正向副作用还有增加性欲、提高性唤醒、增加性高潮的能力、增加性高潮的刺激程度。

美满结局

Rebecca 和 Don 再次来见 Gail 的时候，他们在等候室里手牵着手。他们说在过去的几周里，俩人经历了人生中最美好的一段时光。Rebecca 又充满活力和快乐了，他们的社交活动也恢复了，日程表中又填满了高尔夫和朋友出游的计划。Don 控制不住脱口而出，他又拥有了能满足 Rebecca 的全新能力。他在说这话的时候，他的微笑点亮了整间屋子。这对夫妇表达了他们对 Gail 的感激之情，并告诉她，他们夫妇可能不再来咨询了，事情变得好起来了，也不再需要花时间在咨询上了。

（薛　辰译　张　渺　廖秦平校）

第九章

交流与沟通

我有一些事情要告诉你

罹患威胁生命的恶性肿瘤后，进行关于性生活的交流常常出现困难，尤其是单身的癌症幸存者，面对的挑战可能更大，在什么时候告诉你的新性伴，如你切除了一个乳房，或切除了部分结肠，或你不能生孩子，或你曾经接受癌症治疗等。

在本章，你将听到 Angela，一个 31 岁的患霍奇金淋巴瘤患者治疗后的故事。她还是单身，遇到的问题就是什么时候告诉未来的伴侣，她患过癌症及曾有过一段失恋经历，而且非常害怕对方知道真相后会影响现在的交往。

本章里你会学习到：
- 告诉别人你曾患癌症的技巧。
- 什么时机告诉未来的伴侣你患癌症。

Angela 的故事

Angela 住在加利福尼亚的一个大城市里。5 年前和男朋友刚开始交往时就搬到那里居住。一切都很顺利，她在地方电视台找到一份工作，担任制作助理，且在明尼苏达州生活一段时间后，她的感觉很好，因为很喜欢那里的天气。但不幸的是，搬到那里的第4年，她生病了，开始自以为是流感，没想太多，但一直没有好转。6个星期后，她仍觉得乏力且没有食欲。在某一天洗澡的时候，发现颈部有一个肿块。她仍认为这是流感的表现，但是她的男朋友建议她去看医生，因为已经生病了很长时间，却都没有好转。

坏消息

她的家庭医生建议她进行肿块活检。当发现是霍奇金淋巴瘤的时候，她很震惊。2个星期内，她开始了化疗。这段时间她过得很艰难，而且总觉得不舒服。刚开始，她的男朋友在身边很悉心地照顾她，之后进入了一家新的IT公司，且经常出差，一个星期只有两天在她那里。不过她终于熬过来了，在治疗结束时体重瘦了25磅，头发脱落，且很憔悴，但幸运的是，病情缓解了。

因为保证不了工作时间，开始化疗后她不得不辞职，所以收入减少。男朋友Tim有一份好工作，可以支付公寓的房租。她化疗后3个月才感觉有所好转。大部分时间是坐在阳台，看着过往的车辆。如果感觉良好，她偶尔会去商店买点食品，但大部分时间只是等待Tim出差回来。

又一个坏消息

诊断霍奇金淋巴瘤近1年后，Angela去找肿瘤医生复查。虽然感觉好转了，但仍然常常觉得疲劳。做完常规血液检查后回家等Tim回来。没想到当天下午，医生打来电话通知血液检查不正常，提示肿瘤复发了。

Katz 医生的解释

一些患者的病情不会持续缓解，需要进一步治疗。在已经经历过一次化疗后可能会让人很绝望，因为你知道了治疗将会怎样，反而会比第一次更加难熬。

勉强对付

接下来的几星期，Angela 感觉自己就像在云雾中行走。她拜访了许多次肿瘤医生，独自承受着关于下一步治疗的许多决定。此时 Tim 正在外地进行一个大项目，尽管他很抱歉没有与 Angela 在一起，而 Angela 也很高兴他不在，不用参与这些事情，她则不用偷偷摸摸和担心。但是她很害怕，而且疲惫不堪，所以不愿想得太多。幸好肿瘤中心有很好的护理，一个邻居对她也很关照。

Katz 医生的解释

癌症治疗过程中总是需要做各种决定，即使有时你不知道会发生什么。你的医疗保健师可以帮助和指导你，但是最终决定下一步怎么办，还是取决于你自己。当没有人可以与你进行商量时，事情就变得很困难。即使需要接受治疗的人是你，但是有亲人在身边支持，还是非常有帮助的。

努力后更坏的消息

看了很多次肿瘤医生后，治疗小组建议做骨髓移植。他们先从 Angela 体内取出少量骨髓，然后住院进行大剂量化疗，以杀死残留的癌细胞。化疗完成后，再把冻存的细胞回输到患者体内。在医院的几个星期，Angela 一直被隔离着，她只能通过面罩看到工作人员的眼睛,他们穿着白大衣,戴着手套、帽子和口罩,以防止她发生感染。在这期间,她的身体很不舒服,但更糟糕的是,她基本没有 Tim 的消息。刚住进医院时,Tim 会每天给她发电子邮件,但是很快邮件也越来越少了,最后她连续很多天没有收到他的来信。在准备回家时,她已经知道这段关系结束了。回到公寓,他的东西不见了;只留下了一张纸条,说他很抱歉,但他无法再处理这些。Tim 走了,但支付了接下来 6 个月的房租。

Katz 医生的解释

完成骨髓移植是很艰难的。当身体缺乏抵抗力时,你会在几星期内被隔离,以避免任何感染。而男女朋友关系在这样困难的时期结束,犹如雪上加霜。不是每个人在别人生病时,都能表现得很道德。有时关系确实会结束,这样的健康危机可能让一些人无法处理,他们不可敬也不友善,然后分手离开。

继续

接下来的 3 个月,Angela 渐渐恢复了。她的头发又长了出来,而且身上有了一些力气。她开始寻找新的公寓;与 Tim 同住的公寓太大了,而且那里的回忆令她伤心。在距离海岸 3 个街区的一条安静的街道上找到了一个小公寓。她简直不敢相信自己的运气,作为一个来自明尼苏达州的年轻女人,如此接近海水是她的梦想,居然现在实现了。这个公寓是肿瘤中心的一个护士帮她找到的。Nina 与 Angela 年龄相同,知道 Angela 的肿瘤复发时,她很想帮助她。很巧,Nina 也住在同一栋公寓大楼里,她们每个星期会在邮筒那里碰面一两次。

时间过得飞快。Angela 的身体康复得越来越好，很快她就想回去工作了，但首先要找到工作。她想打电话给原来工作的电视台，但是又担心在她生病之后，他们不再雇佣她。每天早上她都在海岸边散步，有一天散步回来后，她发现答录机上的信息指示灯在闪动，是电视台的消息。过去电视台的上司想知道她是否准备好回到原来的工作岗位。Angela 震惊了，站在她的小阳台上，忍不住泪流满面。这简直像做梦，似乎有人能猜透她的想法。

两个星期后，她开始工作了，制作部门的同事都对她很友好。她的头发比以前短了，变卷曲了，而且再也不费心去染发了，因为颜色变深了。没有人谈论她的头发，每个人都表现得如同正常，似乎过去的 18 个月什么都没发生。Angela 很惊讶没有人说她的头发、她的离去或者任何关于她得癌症的事情，很快就回到了原来的生活状态，因为工作太忙碌了。

Katz 医生的解释

有时人们不知道该说什么，所以什么也不说。他们可能害怕说错或者得到不好的回应，这是有害的；似乎你经历的所有事情都没有发生。

要点提示

- 如果你想要谈论任何事情（你的头发、治疗感受），只管说出来。
- 人们的反应取决于你，如果你谈论它，他们会与你讨论。
- 有时候运用幽默可以打破僵局。适时的玩笑，可以使别人在问你怎么样时感觉更舒服。

回到原来的生活

Angela 喜欢回到工作中。她早上开始工作，即使漫长的白天很辛苦，她仍感觉精力充沛。有一些新人与她一起工作，其中有一个很幽默、负责最后处理图像的名字叫 Joe 的男孩。他们在餐厅交谈，她确实感觉到他可能对自己有兴趣。

星期四下班时，她和同事们一起离开。他们在电梯里谈论说出去喝酒，Angela 想加入他们。当走出大厦时遇到了 Joe，他刚好在停放自行车，其中一位男士邀请 Joe 同他们一起，她注意到 Joe 朝她的方向匆匆一瞥。她感觉心跳加速，并迅速用手捋了一下头发，确定它们没有竖立起来。

他们最后到了距离电视台 3 个街区的一个酒吧。那是一个温暖的夜晚，太阳下山时天空是紫橙色的。突然 Joe 站到她身旁，他们对视而笑。稍聊了一会儿（如你住在哪儿？你来自哪里？），很快他们中俩俩离开群体，单独坐在了一起。时间过得飞快，她突然意识到已经是午夜了，而明天会比今天更繁忙。Joe 提议一起走回电视台，取她的车以及自己的自行车。当他们回到电视台时，他邀请她星期六晚上一起共进晚餐。她庆幸夜已深，因为觉得自己脸红了。她同意了，并留下了自己的地址，然后驾车离开了，但手在方向盘上微微颤抖。

第二天工作确实繁忙，直到周末她下班前也没见到他。她很兴奋，也有一点害怕，这是 Tim 离开后她第一次约会。周六大部分时间她在公寓里踱步。散步回来的路上，她遇见了肿瘤中心的护士 Nina。她们相互问候并聊了一会儿。Nina 说她看起来很好，她也告诉 Nina 说，今晚她有一个约会。她们在公寓楼大厅开心地聊了 30 分钟后离开了。Nina 上楼回自己公寓，Angela 也回去继续踱步，心中不安，每过几分钟就看一下表。

第一次约会

7点还差5分钟时,门铃响了,是Joe来了,他提前到了。她想从容地下楼,但还是没能控制住自己,飞奔到了门口。Joe刚洗过的头发依然是湿的,穿着一件亮堂的棉衬衫,上面是五颜六色的鱼,看起来和工作时不一样,但依然微笑着。他借了兄长的车,出发前往30分钟左右车程的一个海鲜餐厅。

他们在去餐厅的路上轻松地聊天,大部分谈关于工作方面的事情。随着天色越来越晚,他们聊起了童年,发现有很多共同点。时光飞逝,她基本上没注意到食物或酒。她喜欢他,他很有幽默感。两个人愉快地谈起了各种事情。晚餐结束时,她很惊讶地看表,发现已经晚上11点多了。于是起身离开,很快开车到了她的公寓。在门口,Joe吻了她的脸颊,然后笑着挥手离开。随后她想到了一个问题:她完全没有和他谈到她曾患癌症的事情。约会时也几乎没有想到这个问题,但是现在她不确定该怎么做。她应该告诉他,但没有,现在自己该做什么呢?

Katz 医生的解释

患病数个月后,Angela觉得自己的身体恢复到正常了,并开始约会。这是身体康复的一个好的征象,不仅仅从骨髓移植中,也从与Tim的分手中。但是再次约会或者开始一段新的关系带来了一个重要的问题,即什么时候告诉他人你曾患过癌症。

该做什么

第二天,Angela想了很多,如该什么时候告诉Joe,也许他已经知道了,也许同事告诉他了,也许不会再同她约会,那他还需要知道吗?她发现自己又开始在公寓里踱步。但是她有了一个想法，去找 Nina。Nina 护士在肿瘤中心工作，她们在走廊里相遇时，她非常友好。Angela 在走近 Nina 的门口时重复着这些想法，然后试着敲门。

Nina 开门了，她裹着毛巾，头发还在滴水。她们同时相互道歉，然后开始大笑。她让 Angela 等几分钟，然后换上一件蓬松的长袍，Angela 也有一件类似的。她出来了，并且沏了些茶。很快她们就像老朋友一样开始闲聊，但是 Angela 来这里是有目的的，她问 Nina 怎样告诉乔她曾患癌症。

Nina 想了一会儿，然后告诉她自己也不确定，但是一些人认为等到关系进展到一定程度的时候再说。这正如 Angela 所想，她们又聊了一会儿，然后 Angela 离开了。

要点提示

- 相信你的直觉，当你认为时机合适时告知。
- 做这件事情的方法没有对错，只要说出来，然后等待另一个人说话或询问。
- 你不需要立刻告知所有细节，简单地开始，再看看事情的进展。

Katz 医生的解释

告诉别人你得过癌症的最佳时机并不存在。但有些时候，你确实需要知道这个信息。当关系发展起来时，做这件事情更好。这可能会令人害怕；拒绝常常可能造成伤害，尤其这是你经过治疗后第一次对别人感兴趣。但第一次约会可能不是告知的时机，第二次或者第三次约会可能刚好。

约会之后

第二天，她在单位看见 Joe 走进他的办公室，他们相互招了招手。她很紧张，希望自己没有脸红。她的一些同事知道她的约会，想知道所有的细节。但他们仍需小心，因为 Joe 随时可能出现,于是午餐时间,他们离开了工作室,去了附近的一个咖啡厅。Angela 很高兴自己不用在餐厅见到 Joe,但是她也有些伤心,因为她还是想再次见到他,并想和他聊天。

那天刚要离开时,她惊奇地发现 Joe 正站在她的桌子旁,刚好在她身后。她感觉脸红了,但他似乎没有注意到。他问她是否愿意第二天下班后一起去骑自行车。Angela 不好意思地承认自己没有自行车,但 Joe 告诉她,可以借他室友的。她的心跳再次加速,但是部分原因是因为她知道自己必须告诉他了,需要尽快做这件事情。

第二次约会

第二天下班后,他们在自行车停放处见面。她只希望他为自己准备头盔,却发现他准备了所有她需要的东西在等她。他甚至给她带了一瓶水和一条毛巾。他们骑车走在海滩的辅道上,很注意交通安全。他骑得很慢,以确保她能跟上自己。很快,他们到了海滩,把自行车锁在一个冰淇淋店外的路灯柱上。一起坐在庭院里吃着冰淇淋,又开始谈天说地。时光飞逝,过了很长时间后,他们最后骑车回到电视台。当她回到自己车里时,自己嘴里蹦出来:"我有事情要告诉你……"

要点提示

- 有时最佳情景会出现,话语自己会蹦出来。
- 不要考虑太多,在某处开始即可。
- 知道真相(他会离开还是留下)比一直害怕他会如何反应更好。

Katz 医生的解释

Angela 开始对 Joe 有感觉,并且意识到如果他们之间要发生什么,她必须对他诚实。正像有时发生的,没有多少准备,话语自己会蹦出来。

全盘托出

她说这些话时心跳到了嗓子眼:"我有事情要告诉你,我自己曾得过癌症,且接受过骨髓移植。我现在很好,至少我认为是这样。现在已经缓解 9 个月了。我不知道还能说什么……"这时她深吸了一口气,心跳如此强烈,以致自己都能听到。她甚至不敢看他,因为她不知道会从他的脸上看到什么。她只是站在那里,任凭车门开着、警报响着。她觉得过了很久,但其实只有几秒钟,Joe 用手托起她的下巴让她看着他。他没有笑,但面容很和善,告诉她说,他的姐姐在 35 岁时得了同样的癌症,但她现在很好。他知道这件事情没什么问题,而且他很高兴她能告诉他,并且问她是否愿意周末和他一起出去,一切都会很顺利。

(曾 桢译 张 渺 廖秦平校)

第十章

女同性恋恶性肿瘤患者

你怎么知道我的感受

　　有时候，女同性恋者患恶性肿瘤的经历并不受公众注意。在医疗保健系统中，有一些影响女同性恋者的独特因素。你需要透露你的性取向而获得较好的医疗服务吗？人们是否真正需要知道这些？而知道与不知道又有什么区别呢？

　　在本章中，你将听到 Noreen 和她的伴侣 20 年来与恶性肿瘤抗争而充满挑战的成功的故事。45 岁的 Noreen 在 25 岁时被诊断为骨肉瘤，并行膝下截肢术。20 年后，她的伴侣 Jen 被诊断为乳腺癌，虽然她是一名护士，但在治病的过程中还是出现了一些问题。

　　在本章中，你会了解到：
- 女同性恋者在医疗保健过程中可能遇到的问题。
- 向医疗人员透露你的性取向的利弊。

Noreen 的故事

40多岁的 Noreen 和 Jen 作为一对性伴侣生活在西雅图的一所小房子里。她们喂养着两只猫和一条狗,并各自在邻近的大学里任教。20年前,Noreen 因住院行右下肢膝下截肢术时认识了 Jen。当时她右脚踝上出现一个疼痛的肿块,自认为可能是运动损伤所致,并未在意。但是疼痛迟迟未见缓解,于是她就去就诊,结果被诊断为骨肉瘤,两周内做了手术。从此,她的生活彻底发生了改变。

住院期间,Noreen 由一个与其年龄相仿的、名字叫 Jen 的护士护理,她是近期才搬到西雅图居住的,性格活泼,面带灿烂笑容。两位女性一见面就立刻被对方吸引住了。护士是禁止与患者建立任何关系的,于是她们内心彼此与外界间互相小心地隐藏着这份感觉。但是这种相互吸引持续存在着,当 Noreen 康复回家时,她经常想起她的护士,而 Jen 也常常想起她的这位患者。

6个月后,她们在一个农贸市场不期而遇,这次相遇纯属偶然。当时 Noreen 尚不能熟练地使用拐杖,当她在市场中的货摊间艰难行进时,被绊了一下并撞到了身后的人,恰巧这个人就是 Jen。两个女人见面后,相互向对方示以微笑并开始攀谈起来。很快,她们坐在树下进行交谈,随后再到附近饭店继续进行。20年后,这种交往仍继续着。当再次相遇的3个月后,她们搬到一起组建了家庭,开始一起生活。现在她们都在一个社区学院任教,Jen 在护理系工作,而 Noreen 在地理系。

术后20年,Noreen 不再过多地去考虑肿瘤了。术后的最初几年里,她艰难地学会了使用假肢,并经常警觉癌症复发的任何信号。随着时间流逝,这种恐惧逐渐褪去,现在几乎已没有任何感觉。去年,Jen 听说给 Noreen 治疗的肿瘤专家去世了,这似乎是她与肿瘤医生最后的联系。

Katz 医生的解释

时间在流逝，经历恶性肿瘤的痛苦感受也会随着岁月流逝而消退。患恶性肿瘤的最初几年里，每次咳嗽或深吸气、轻微的疼痛或不舒服，都会使人联想到"是否肿瘤复发了?"。当咳嗽仅仅是咳嗽、深吸气仅仅是深吸气时，人们的自信心开始建立了，不是所有的不适症状都是潜在的复发信号。

两人的正常生活

大多数情况下，Noreen 和 Jen 在一起是非常幸福的。Jen 有洁癖，Noreen 对家务的态度则使她烦恼。Noreen 将纸张、报纸、杂志和书籍扔得到处都是，Jen 则不断地将其整理好，并放在家庭的文件柜里，而这却使 Noreen 生气，因为她找不到它们，且不知道读到了什么地方。除此之外，她们相处得很融洽，一起生活，有许多社区学院的亲密朋友圈，并喜欢在夏天和冬天的假期里去旅游。

就在那年夏天，她们两个最亲密的朋友要在加利福尼亚结婚了。自从 2008 年加州允许同性恋结婚，数以千计的男女同性恋者已在那里结婚。Bobbie 和 Sue 也决定在那里结婚。大约 100 个人赶赴旧金山参加了这场婚礼。婚礼仪式在一所可以俯视海洋的小旅馆里进行，聚会继续到晚上，直到第二天的太阳升起。客人们吃了含有炒蛋和烟熏三文鱼的早餐后，各自醉醺醺地走进自己的房间。

Noreen 和 Jen 太兴奋了，以致不能入眠。看到亲爱的朋友的婚礼如此隆重，她们再一次考虑自己是否也应这么做。她们躺在床上讨论着，当她们憧憬着自己的婚礼情形时，Noreen 无所事事地抚摩着 Jen 的右侧乳房。突然，Noreen 停止了放在伴侣乳房上的手。Jen 继续谈论着,并没有注意 Noreen 的脸色变化。Noreen 停止触摸,她的手像在火上,但同时像冰一样冷。她想阻止 Jen 的话并说出自己的感觉,可是她知道,一些事一旦说出,生活从此将会不同。

几分钟后,Jen 注意到 Noreen 一直安静不动,她几乎没有意识到 Noreen 的手仍在自己的乳房上。"Noreen,亲爱的,怎么了?"她问道。Noreen 眼里含着泪水,仍坐在那里,不敢说出话来。可是 Jen 坚持并温柔地追问着,于是 Noreen 柔和地回答道:"Jen,我感觉你乳房上有一个包块,就在这里。"Jen 跳下床,奔向昨天对她们来说还是富丽堂皇的可爱的浴室。"这不可能,3 个月前我刚做过乳腺影像学检查!"她"砰"地关上浴室的门,整个房间寂静得可怕。Noreen 想和 Jen 在一起,但她知道让 Jen 独自冷静下来更好。于是她坐在床上没有动,只是安静地等待。

大约 15 分钟后,Jen 出现在门口。她牙关紧咬,眼里噙着泪水:"对不起,你是正确的,那里的确有个包块,可是为什么?怎么办?"Noreen 没有回答,她走过去,将 Jen 拥入怀中。她们就这样拥抱着,直至太阳升起,将房间照亮。"我们回家吧!"她说道。于是这对伴侣默默地打好行李包,准备返回西雅图并面对今后的挑战。

Katz 医生的解释

女性经常在淋浴中发现乳房肿块,或在性活动中被其伴侣发觉。尽管定期行乳房影像学检查,但一个乳房肿块也可能突然出现,即使定期进行乳房自我检查的妇女也可能突然察觉到肿块。

> 有人认为行乳房自我检查弊大于利。一些妇女发现乳房肿块会引起严重的焦虑,而进行活检等有创检查可能最终显示是没有必要的。可是一个每个月定期自我检查的妇女可以早期发现并确诊乳腺癌。对 Jen 来说,自我检查则是一个挽救生命的手段。

面对事实

回到西雅图的几天里,Jen 见了家庭医生,做超声检查,并在外科医生那里进行了活检。她听到了外科医生令人恐惧的话:"包块已癌变,但是早期病变。你还有机会。让我们讨论一下它的处理。"Jen 坐在那里,并没有真正听其讲解,更没有记住多少。她没有让 Noreen 参与这些诊治过程。如果你问她为什么,她也没有很好的理由。她只是感觉这是自己应该经历的事。毕竟自己是一位护士,对这些并不陌生。

这次就诊后,她进行了较长距离的散步,并思索着。她有两种选择:乳房肿瘤切除术或乳房切除术,渐渐地,她有了明确的选择。她想保留乳房,于是在放疗后进行乳房肿瘤切除术。

那个下午晚些时候,她给外科医生办公室打电话,并安排了手术,接着又打电话给社区学院护理系主任请了几周的假。在 Noreen 回家前,她已经办完了这些事情。默默地吃完晚餐后,她将自己的安排告知了 Noreen。这是一个冷酷的、貌似冷清的独奏会。当她谈及休假几周,接着看放疗如何进行时,Jen 咬紧牙关,眼里充满着钢铁般的坚毅。Noreen 呆呆地坐在那里。结果怎么会是这样?为什么她现在才发现呢?为什么 Jen 在处理这些事时将她排除在外呢?

Katz 医生的解释

很难预料人们对恶性肿瘤的诊断如何反应。Jen 变得冷漠,并独自处理一切事情。Noreen 本来可以给她真正的帮助和支持,毕竟 20 年前她也得了恶性肿瘤,但也许正因此,Jen 将她排除在外。我们每个人都有自己的处理方式,即使它不是最好的方式。

要点提示

- 从你想要的地方和想要的人中获得支持。
- 记住与别人分享你的压力有助于减轻负担,不要独自去承担。
- 当这些事情发生在你身上时,即使你有医疗背景,你也需要别人支持,因为这次是不同的,你是患者。

克服困难,度过难关

Jen 在星期一的上午进行了手术,即使她选择的手术只是切除肿瘤,但仍需施行全身麻醉。医生同时也进行了前哨淋巴结活检术,即将一种染料注射入体内,观察吸收染料的淋巴结,并将其切除。Jen 在恢复室里清醒过来,在明亮的灯光下,她首先看到的是 Noreen 的布满了皱纹、充满忧愁的赤裸面孔。她向 Noreen 微笑着,并拉起她的手。也许两人关系的弥合就在那时开始了。

那天晚些时候,Jen 在 Noreen 的仔细呵护下回到家中。她们都太疲劳了,便早早地上床睡觉了。她们仍旧没有过多的谈论,但之间的紧张关系似乎有所缓和。自从旧金山回来后,Noreen 第一次安安稳稳地睡了个好觉。

第二天早餐时,两位妇女进行了攀谈。Jen 首先对前些日子的行为进行了道歉。Noreen 谈及了在这重要时刻被排除在外的痛苦。Jen 没有真正地解释和道歉,她仍决定独自去做余下的工作；Noreen 要做什么呢？在今后 5 周内她每天不得不进行放疗。这是常规要去做的事情，她自己可独自去完成。

出现副作用，开始受到伤害

放疗 3 周时，Jen 注意到右侧乳房皮肤变红并伴有疼痛。她告诉了放疗科医生，医生建议她在红痛部位应用玉蜀黍淀粉。以后的几天里，症状越来越重，Jen 尽量不再诉说，可是局部的不适严重困扰着她。Noreen 试图照顾她，但被拒绝了，Noreen 很伤心。这段时间内，做到和蔼可亲是非常困难的。

Jen 再次向放疗医生诉说了这些不适，并说玉米蜀黍不起作用，且自己乳房皮肤上出现了破溃的水疱。这位年轻的女医生提示说不要让她的丈夫触摸乳房。Jen 张开口试图纠正她，可是又闭上了嘴。为什么她必须要解释？因为自己没有丈夫，而仅有一个……她怎么描述 Noreen 呢？自己的性伴侣？情人？两者好像都不合适，现在她不再愿意深入探究这些，于是便沉默不语。

Katz 医生的解释

放疗区域皮肤损伤是一个常见的副作用。你可以采取不同的措施来防止这些损伤，但是仍不可避免地要发生。放疗医生会建议你如何减少这种损害发生及如何处理它。

透露自己的性取向是一个非常困难的话题。许多男女同性恋者告知医疗人员自己的同性关系，而不是像 Jen 那样等待尴尬的出现。在与恶性肿瘤抗争的过程中，像许多其他事情一样，向医疗人员透露自己的性取向或伴侣身份，没有所谓的正确或错误的方式。

要点提示

- 不告诉医疗人员自己的性取向，则隐瞒了你的部分信息。
- 这可能影响你所接受的医疗服务是否全面，因为像谁是你的伴侣等的一些信息缺失，可能会使你所接受的医疗服务不全面。

是谁患了恶性肿瘤?

到治疗结束时,Jen 已筋疲力尽。令人振奋的消息是肿瘤没有扩散。可是,她必须进行化疗,她以常人难有的淡定去面对挑战。Noreen 想陪她一块去肿瘤科医生那里探讨化疗,可是她再次拒绝了。她是一个护士,了解这些,且大学里考试正临近,Noreen 真的太忙了。她真正想说而没说出口的是她是肿瘤患者,但 Noreen 20 年前的肿瘤经历已不再有参考价值。她没有说出这些,而是独自去就诊。

不询问,也不告知

找肿瘤科医生诊治,意味着向那里工作的护士再次复述家族史和个人史。Jen 已经厌倦了再次叙述同样的故事,虽然她明白护士为什么必须询问同样的问题。可是,这样依然令人恼火。当她填写人口基本资料时,她未填写婚姻状态的部分。她不是已婚、离婚或孀居,她亦不是单身。没有地方填写她目前的状态,她只好空下不填。

护士是和蔼和令人愉悦的,仅仅 Jen 认为不需要填这些。她很紧张和气愤,但是说不出为什么气愤。她简单地回答了肿瘤科医师的问题,并快速地签署了化疗知情同意书。她想马上开始化疗,当得知两天内可以开始第一疗程治疗时,她非常高兴。护士给了她一套资料,并仔细解释了里面的内容。如化疗期间进行性生活时,应确保丈夫应用避孕套,以免通过阴道分泌物而使他暴露于化疗药物中。Jen 听到这些闭上眼睛,摇着头。护士误解了此举的含义,温和地说道:"我知道做到这些有困难。我理解你此时的感受。"这是 Jen 所不能容忍的。她站起来,走出房间。别人怎能知道她的感受?她出于愤怒,以致在车库里甚至找不到自己的车子。她飞也似地开车回家,也没有注意限速行驶;她低声地嘀咕着，并向挡着她去路的汽车咆哮。

当 Jen 离开大路，驶进私家车道时，Noreen 正在浇灌房前的植被。Jen 猛地刹车，发出刺耳的声音，溅起的砂砾散落在草坪上。Noreen 惊奇地张着嘴巴站在那里。发生了什么事？她没有等多久便知道了一切：表格、谦逊的护士、避孕套，像大门已被打开，里边的东西倾泻而出。Noreen 听着，没有说什么，她只是听着。

Katz 医生的解释

Jen 抵触以异性恋主义为主的社会。异性恋主义是指在我们社会中普遍存在的，认为每个人都是异性恋的观念。如果你是同性恋者，表格制作者限制了你的选择。因为选项仅有单身、已婚、孀居或离异。如果你是 Jen 那样的人，该如何做呢？她亦抵触护士认为其有一位需要使用避孕套的丈夫的假设。现在 Jen 亦应承担部分责任，因为她没有告诉护士自己是同性恋者。如果她告诉了，护士就会改写信息，就会提示她在口交时应用乳胶隔膜。相反，Jen 变得愤怒，并离开了这个诊疗场所。护士表明她理解 Jen 的感受，但不能提供帮助，因为她对事情的真相并不深入了解。

要点提示

- 不询问、也不告诉是非常危险的策略，特别是在医疗保健过程中。
- 医疗服务者应该询问无确定答案、无性别歧视的问题，这样男女同性恋者不会被排除在外。
- 应用一些词如"伴侣"、"他或她"，使同性恋患者能公开透露他们的身份。

开始承担责任

当 Noreen 听着 Jen 描述其经历时，她也愤怒了。但此时不是生气的时候。当 Jen 最后平静下来时，Noreen 牵着她的手，坐在她们前院橡树下的长凳上。她告诉Jen："一直到现在,都是你独自在处理治病这件事。你不让我参与,将我排除在外,我只能无助地站在一边。从现在起,事情已经与既往不同,每次去看病,我要与你在一起。医疗人员就会知道你不是孤独的,而是有人爱着你。当我有同样的经历时,你在我旁边,现在我也要在你旁边。"听到这些表白,Jen全身颤抖着,她妥协了,同时有了坚强的后盾和支持者。

Katz 医生的解释

最终,Noreen承担责任,并负责处理以后的事情。有时候,当你试图尊重你的伴侣和她的想法是非常困难的,但这一切必须得做。可是,Jen明显地不能用她的方式处理好自己的事情。这次Noreen参与进来并负责处理,这是非常及时的。

我们是一家人

两天后,当Jen开始化疗时,Noreen陪伴着她。当她们登记后并一起走进治疗区时,护理人员并没有什么反应。当静脉注射的护士要求面见Jen的朋友时,Noreen插话道:"我是她的伴侣,我要在这里陪伴她所有的诊疗活动。"这位护士笑了,说很高兴遇见她,并补充说在治疗过程中,有家属陪伴是多么重要。确实如此。

(陈勇华译　李小平校)

第十一章

肿瘤患者的生育问题

讲述一对将要结婚但身患绝症的情侣的故事

对于接受癌症治疗的年轻人来说，生育问题的重要性不言而喻。在首先关注生命威胁的情况下，他们时常不得不做出一些困难的抉择。如癌症治疗可能导致不孕。许多人想当然地认为目前辅助生育技术已经非常完善，癌症治疗后还有妊娠的可能，但事实并非如此简单。

本章讲述了 Ruth 的故事：当她被诊断为白血病时年仅 24 岁，刚与男友 Brad 住在一起。当这个不幸的消息传来时，他们已经交往了 4 年，正计划结婚。在诊断和开始治疗的这段混乱的时期，这对年轻情侣不得不面对生育这样一个重要的问题。因为不孕不仅仅影响一个人。

在本章中，你将了解：
- 化疗如何影响生育。
- 不孕症的治疗如何影响当事人之间的关系。
- 一些夫妇怎样与不孕做抗争。

Ruth 的故事

Ruth 和 Brad 拍拖了 4 年。他们在大学校园里邂逅,且惊奇地发现两个人都在美国内布拉斯加州长大,两个村子相隔只有 5 英里远。大学毕业后,他们搬到了奥马哈市。Brad 在一家银行从事 IT 工作,Ruth 则成为一名小学老师。他们计划明年夏天结婚,并在这一年春天同居了。

对于他们而言,这是一个重大的决定。因为他们都来自保守的家庭,但是从另一方面说,分开居住、各自承担自己公寓的租金也是不明智的选择。他们的父母十分不情愿地接受了这种状态,毕竟明年他们才要结婚。Ruth 是如此热爱他们的小公寓,为了使爱巢更加完美,她花了整整一个夏天装饰它,还为未来的孩子设计了单独的房间。她和 Brad 都希望儿女成群。她有一个孪生姐姐和两个弟弟,而 Brad 在 5 个姊妹中排行老二。他们经常遐想在郊区拥有一所大房子,抚养 5~6 个孩子和 2 只大拉布拉多幼犬,一起在庭院里玩耍。

她的世界由此改变

学校开学之前大约 1 个月,她到家庭医生那里进行常规体检,因为一直感觉很疲惫。他们原计划在开学之前把公寓装修完。她的腿和手臂有些擦伤,但以为是装修和搬运家具时碰伤的,没有太注意。医生询问了她伤痕的情况,但似乎没有过分关注这些,只给她进行血液检查和以往相同的常规体检项目。

第二天,Fletcher 医生给她打电话。他开门见山地说:"Ruth,你的血液样本有些异常,白细胞计数非常高,我认为你可能患白血病,你需要立即去医院就诊。病情很严重,医生们在那等着你,对此我很抱歉。"由此,她的世界发生了转变,突然间他们的公寓不再温馨。她急忙给正在工作的 Brad 打电话,只说了一句话:"我需要你,请马上回家。"

Katz 医生的解释

皮下淤血和疲劳是血液疾病的常见临床表现,血液检查显示白细胞异常增高是直接证据。Ruth 需要进一步的检查,不能再耽搁,因为急性白血病可能会危及生命,她需要马上就医。正如本书中提到的其他故事,听到自己可能患了癌症是很大的打击,并且多数人不知道该向他们的医疗保健者咨询什么问题。

进一步检查的打击

Ruth 和 Brad 飞车穿过市区,来到医院。他俩一路沉默着,Ruth 强忍着泪水,Brad 则集中精力驾车使他们安全抵达医院。Brad 心中充满着疑问,心脏剧烈跳动。灾难无处不在,而事实正是如此,他的心中充满恐惧。他们停好车,飞一般地奔向服务台。Brad 替 Ruth 说明情况,他留意到了 Ruth 眼角的泪水,他明白需要做一些事让她开心些。服务台的女士直接带领他们去大厅的住院处,一位慈祥的老太太简单了解了一下他们的情况,在计算机里输入一些住院的相关资料,然后让他们直接去六楼。Ruth 即刻就住院了。不到 10 分钟,这对年轻的情侣出现在病房里,护士要求 Ruth 换上病号服。等她换好衣服,一个身穿白色外衣的年轻人出现在门口,他自我介绍是 Cohen 医生,肿瘤专业,特长是治疗血液病,如白血病。这时 Ruth 再也控制不住自己,抽泣起来,Brad 也眼含着泪水。他摇了摇头,深吸了一口气,他要坚强起来,帮助 Ruth 安然渡过眼前的一切困难。

Cohen 医生解释说,根据血液检测的结果,Ruth 很可能是急性髓系白血病,需要立即做骨髓活检以明确诊断,然后需要立即化疗和进行造血干细胞移植术。他俩对此全然不知,却还是点了点头。Ruth 签署了放在面前的知情同意书。几分钟后,一位护士走进房间,带她去做骨髓活检。

大约 1 小时后,她回到房间。医生从她的髂骨处取了骨髓,因为镇静药的作用,她睡得很香。那天晚上,Cohen 医生来告诉他们,和他的预诊一样,确诊为急性髓系白血病。化疗将在第 2 天早晨开始,她大约需要住院 6 个星期。他悄悄地告诉她说,化疗会对她的身体伤害很大。他接着问他们将来是否要孩子,"当然,我们非常想要,"Brad 回答说,"我们要生一大堆孩子。"Cohen 医生坐在床边静静地说,化疗可能会使 Ruth 不能怀孕。这远远超出他们可以承受的范围,他们都开始哭了起来。过了几分钟左右,Ruth 用颤抖的声音问道,"难道我们不能做点什么吗,如先取出卵子,我们以后可以用吗?"Cohen 医生缓缓地摇了摇头:"这个操作非常复杂"。

Katz 医生的解释

骨髓活检有助于诊断白血病。病理学家通过对来源于骨髓的细胞的形态分析,能准确地判断造血系统异常,并且提出最佳的治疗方案。

Cohen 医生询问了他们一个重要的问题,针对异常白细胞的化疗可能会影响生育。Ruth 原以为可从她的卵巢取出卵子,以备将来妊娠用。但 Cohen 医生告诉他们事实上没有那么简单。

与男性不同,男性可以取出精子,并冷冻精子,过一段时间,解冻后可以与卵子受精。但是对于女性来说这种情况就相对复杂,卵子可能会被化疗药物损伤,甚至损坏。卵子的冷冻效果不理想，通常解冻时都会死亡。为了解决这一问题，已经开展了很多研究，包括将含有卵子的部分卵巢组织冷冻或者移植到身体的其他部位。但这些技术还停留在实验研究阶段，不是特别成功，而且并不能在所有的城市开展此工作。

另外一个解决这个问题的办法是，将卵子与配偶或者捐献者的精子行体外受精，待受精后，冷冻胚胎。这些胚胎将来可以移植回母体或者代孕者的官腔。如果要实施这项措施，患者需要用药物促进大量的卵子成熟，取出卵子并与精子受精，冷冻胚胎。然而，这需要花费一段时间，而 Ruth 却没有时间，她需要立即化疗。

要点提示

- 医生需要与患者讨论化疗对生育功能的影响，但如果医生没有提及，你应该主动提起这个话题。
- 咨询每一项治疗对生育的影响是很重要的。即使是不太好的消息，至少让你可以在尽可能的范围内选择替代方案。
- 如果不需要立即开始治疗，可以等 4~6 周的话，可以从女性体内取出卵子，与配偶的精子行体外受精后，冷冻胚胎。
- 化疗对生育的影响取决于药物的种类。不要做任何假设，一定要询问详情。

时间在流逝

Ruth 终于完成了治疗。她在医院里待了整整 6 周，几乎每天都在茫然中度过。医生告知她各种各样的副作用，她自己尝试着把所有的时间都在睡觉中度过。Brad 每天晚上都来探望她，尽他最大的努力给予支持，虽然他也不确定能帮些什么忙。出院后，Ruth 的妈妈赶来照顾她，但她常常想一个人待在那个准备做婴儿室的空房间里。

回家之后的 2 个月，她接受了干细胞移植。她的弟弟是供体，他俩的配型很吻合，他也很愿意帮助姐姐。她的双胞胎姐姐也想做供体，但是她俩的配型太接近了，医生认为她弟弟的会更好。这一次不只是痛苦的髂骨穿刺抽取骨髓这么简单。她回到了医院，接受了 5 天的加强化疗，然后输入了弟弟的干细胞。

这次最困难的是要进行隔离。为了使她的机体接受移植来的干细胞，并开始分化成新的健康细胞，采用化疗摧毁了机体免疫系统，因而不得不严格地隔离。她不能与 Brad 或者其他人接触，任何人进入她的房间，都需要穿隔离衣，戴手套、口罩和帽子，她能看到的只有他们的眼睛。好在现在一切都结束了，她所做的是等待，观察移植的干细胞是否能发挥作用。

现在她康复了

18 个月后，Ruth 几乎完全康复了。但她永远难忘那段痛苦的时光。对她和 Brad 来说，那是一种身体上和精神上的折磨，但现在一切都在朝着好的方向发展。期间唯一可喜的事情是他们结婚了。这也许不是她期望许久的婚礼场景，只是在她家乡举办的一场很宁静的小规模婚礼。但这也预示着希望，因为经过治疗这段最困难的时光，她不能确定是否能如期举行婚礼。而现在她做到了，他们正式结婚了。她回到了学校工作，虽然经过近两年的时间，她觉得有点生疏，但孩子们的嘈杂和好奇依旧，她的生活依旧被学生的要求和需要所占据。

想生自己孩子的愿望从未从她心头离去。但她清晰地记得 Cohen 医生告诉她化疗影响时的表情，而她对此一无所知。Cohen 医生告诉他们，她的生育能力可能因化疗而受影响，但是依然抱有希望。对于这个问题，她和 Brad 很少涉及，他俩谁也不谈论这个话题。但她确实想过很多次,因此她想在预约下一次就诊时,请求护士征求医生的意见,安排就诊生殖专业的医生。

Katz 医生的解释

当人们得知患危及生命的疾病时,很多人都不会注意到医生所说的各个细节问题。Ruth 听到 Cohen 医生说她的生育能力会受到影响时,她做了最坏的打算。但是,也许还有希望。通过咨询,她会去找一位生殖医学专家就诊,这方面他是权威。

Ruth 渴望生孩子是一个标志,表明她正在进入癌症治疗的下一个阶段——肿瘤长期生存患者希望和憧憬过正常生活,取代积极治疗期间的恐惧和怀疑。

> **要点提示**
>
> - 在治疗结束后,和你的医生预约时间,重新回顾一下你的每一项治疗措施及其副作用。因为在诊断和治疗期间你可能忽略或没有理解各种治疗的作用。
> - 你要敢于提任何问题,你有权询问所有事情,并且医疗机构有义务确保你获取所有需要的决策信息,明白已发生的事情。
> - 在诊断或治疗的任一阶段,如果你有生育要求方面的问题,可以请求生殖医学专家会诊,他们与肿瘤团队的合作,能最大限度地提高你将来妊娠的概率。

希望冉冉升起

Ruth 和 Brad 既满怀希望又心怀忐忑地去拜访了生殖医学专家。自从预约了专家后,他们再没谈过别的事情。对 Ruth 来说,这是美好希望的第一个征兆,她确实十分激动。Brad 相对理智得多,希望她注意自己的身体,别抱太大的希望。生殖中心的诊室与 Ruth 以前接受治疗的科室不同，温馨了很多。候诊室里的杂志都是新的，还摆放着一个很大的金鱼缸，五颜六色的小鱼在游来游去。她甚至不需要等很长时间，很快就诊了。

一名中年男子站了起来，并介绍自己是 Joseph 医生。没有太多的寒暄，他告诉这对情侣说，他已看了 Ruth 的病历，有几个问题需要问一下 Ruth 和 Brad。他首先询问她的月经周期是否已恢复正常。Ruth 回答说，她已经来了两次月经，但是两次月经之间相隔 6 周。Joseph 医生点点头，并在病历中作了一些记录。接着又询问她患病之前月经的情况，然后告诉 Ruth，她需要做血清内分泌激素水平测定，以便了解她的激素水平。并预约下周早些时候来就诊，随后送她下楼到大厅化验室，抽了 3 管血。当他们离开诊室时，Ruth 转过身，在她的眼里和心里都充满了祈求："我俩想要结婚的时候发生了这样不幸的事。请您帮助我们！"Ruth 含泪离开了，她第一次感到真的有希望了。Brad 也充满了希望，并且憧憬着，他们将来拥有的生活场景。

Katz 医生的解释

Ruth 的月经周期恢复确实是一个好兆头。但是月经还不规律，这提示她没有规律排卵。血液检测的结果可让生殖专家了解更多的信息。

多数肿瘤医师希望癌症患者治疗结束 2～5 年后再尝试怀孕。这是因为多数患者会在这个时间段内肿瘤复发。如果 Ruth 怀孕了，肿瘤也复发，她将面临着放弃这次妊娠或不得不延误治疗，这将严重危及她治疗成功的机会。

如果第一次没有成功……

第二周，Ruth 和 Brad 再次到生殖中心就诊。Joseph 医生给他们带来了好消息，血液检查的结果提示 Ruth 能够怀孕。Ruth 喜出望外，激动地流下眼泪。这是多年来第一次流出喜悦的泪水。他让他们回家后就开始准备怀孕。听见这话，Brad 的脸刹那间红了起来，尽管他的年龄也不小了，却很害羞，即使和 Ruth 谈论性这一问题也不是很容易。

这样一来，这对年轻夫妇就回家试着怀孕。他们尝试了很多次。因为月经周期还不规律，Ruth 无法确定是月经推迟还是怀孕，为此，满怀信心的她花了很多冤枉钱，买验孕试纸，但得到的结果却令她一次次地失望。过了半年多时间，他们感到很沮丧。Ruth 在许多网站上阅读了关于增加受孕概率的文章，并向 Brad 提出各种要求。如他不得不脱去三角内裤，换上四角内裤，去吃特定的配餐以增加精子数量。他们每 48 小时性生活一次，她躺在枕头上以抬高臀部。Ruth 对他的要求越来越多，但 Brad 一点也不喜欢。Ruth 很霸道地监管着他们的性生活。他感觉像工作，而不像做爱，他不知道 6 个月后还能接受多少。

Katz 医生的解释

关于生育和妊娠有许多正确和错误的信息。没有证据表明房事后抬高臀部可以促进怀孕。男性穿四角内裤使睾丸离身体远些，避免体温对精子的影响，确实有一定的效果。饮食不能改善什么，但戒烟、戒酒能起一定作用。

许多夫妇因为想要妊娠而压力很大，房事就此变成了苦差事，没有任何乐趣可言。这种情况是很自然的，但不是好现象。性生活真正需要的是爱、乐趣和愉悦，应该抛弃那些所谓的规则和指导。

> **要点提示**
> - 对你获得信息的出处要谨慎。网上发布的消息未必有益和准确。
> - 请教你的医生或生殖医学专家。
> - 请记住患了癌症之后,你不再是和一个没有接受过癌症化疗的女人一样。对于一个患过癌症的妇女来说,怀孕更加困难。
> - 即使压力很大也要尽量放松。压力会使事情变得更糟,甚至可能影响怀孕。

好像都不起作用

Brad 和 Ruth 来到生殖中心就诊。Ruth 讲述了他们充满挫折和渐失的希望过程。Joseph 医生表示非常同情,告诉他们可以采取更积极的治疗措施。但是这要花费很多钱,如建议他们回家仔细阅读发给夫妻俩的资料。Ruth 当时就想采取一些措施,事实上她的确希望在此次就诊时能开始。但 Brad 握着她的手,让她一起回家阅读相关资料,再仔细考虑一下。Ruth 不理解他的举动,一怒之下离开了办公室。回家的路上她没有和 Brad 说话,到家后立即直奔浴室,在里面待了 45 分钟。Brad 只得在外面等着。

当她从浴室里出来,脸上布满了泪水,两眼红肿。"我特别想要孩子,"她低声对他说,"你也想要啊,怎么突然间就变了呢?" Brad 小心地向她解释,什么都没有改变,他依然想要孩子,如果他们幸运,孩子当然越多越好。但是他担心她的健康,不希望她再遭一次罪,毕竟她刚从癌症的鬼门关闯过来。Ruth 想了一会儿,然后告诉他,不管付出什么代价都要孩子,没有什么能使她痛苦,这就是她的想法,为此她愿意做任何事情。Brad 向她屈服了。

Katz 医生的解释

关于生孩子及其急迫程度，许多夫妻考虑的优先次序并不一致。像 Ruth 和 Brad 之间的矛盾是很常见的。不仅仅是他对她健康问题的担忧。

辅助生育技术是有风险的，相关的资料已经提供给他们了。他们需要认真阅读并仔细考虑利弊。再就是花费，毕竟辅助生殖技术非常昂贵，通常不属于医疗保险范畴。

要点提示

- 花些时间考虑，决定你想做什么，辅助生殖技术方面，你想做到什么程度。
- 要考虑让你受孕时采用的新方法所需的花费，你的收入和健康是否允许。
- 不断交流各自的想法，一些夫妻因妊娠失败而分手。

一打有多少个卵子？

Ruth 同意阅读这些资料，在了解到刺激排卵的副作用后，有一点惊讶。她还没有意识到这可能会很不舒服。还有花费的问题，但是她心里认为这样做是值得的。他们可以一直从她的父母那里借钱，她的双胞胎姐姐也愿意帮助她。

接下来的时间，他们又拜访了 Joseph 医生，同意尝试 3 个疗程的治疗。如果效果不理想，就暂时停止一下。Brad 不确定 Ruth 是否能忍受治疗的副作用，但是他又能怎样呢？她的确想生孩子，他也一样，只是程度不同而已。

Joseph 医生解释说，Ruth 将服用药物，以刺激卵巢产生更多卵子。这是他们的第一次治疗。医生指导他们像往常一样，进行正常的性生活，但他忽略了他们之间面面相觑的表情。Brad 不能确定什么是"正常"性生活的意思。但他可以肯定的是，

Ruth 确实是很兴奋地回家,并且积极地付诸了实践,Ruth 凭着医生开的处方,在回家的路上到药店备齐了药。

在接下来的一个月,Ruth 变得喜怒无常。她没有抱怨,Brad 也尽量如此,但她对他比较粗暴,做爱对他们来说也变得索然无味,他感觉自己像正在表演的海豹,但是也深知不能让 Ruth 知道这一点。他只抱怨过一次,那是在他打扫了一下午的树叶,并且感觉非常累的时候,Ruth 却告诉他做爱的时间到了。但是她的反应很强烈,于是他只好做他的"工作"。

4 天后,他发现她因为来了月经而在浴室里大哭。仍然没有效果。他试图安慰她,但她只是不停地哭着。

Katz 医生的解释

促多个卵子成熟的药物往往使女性变得喜怒无常,就像严重的经前期综合征(PMS)一样。除此之外,还有要怀孕的压力、医药的花费以及必须在特定的时间同房,这些因素加起来会很难承受,并且不能保证成功。大约 50% 的女性经过 3 个周期的治疗会怀孕,但是这也意味着,会有 50% 的不成功。但是这些统计数字并不包括曾接受化疗的患者。

我们将走向何方?

又一个月过去了,Ruth 的月经还是准时地到来。她越来越绝望,开始讨论下一步该怎么做。Brad 很害怕,不敢提醒 Ruth 他们之前 3 个月不成功就休息的约定。她下定决心要怀孕,而且随着时间的推移,这个愿望越发强烈了。她和 Brad 说要辞职,因为她觉得可能是因为工作给她的压力很大,影响了她的怀孕。Brad 简直不敢相信自己的耳朵!没有她的工资,他们怎么能负担得起以后的治疗费用呢?

第十一章　肿瘤患者的生育问题

　　Brad 几乎不敢看 Ruth 钉在浴室墙上的日历，上面红色的标记是她服药的日子，而做了很大标记的"星期六"是她下次月经来临的日子，还有 3 天就要到了。他观察到 Ruth 在感觉她的乳房变化，尽管她自认为他没有看到。它们是不是变紧了或松弛了，有没有长得大一点，这些都代表什么吗？

　　星期六他醒来时，听到她在浴室里再次大哭。他不禁感到一点点放松，他们约好休息一段时间，他期待着没有让 Ruth 怀孕压力的几个月时间。但是这 3 个疗程的治疗却让她的想法更坚决了，下一个星期他又一次不得不到 Joseph 医生的办公室。

　　他静静地坐在那里，听 Ruth 和 Joseph 医生讨论下一步的治疗方案。突然间，他爆发了："停下来！Ruth，我们说好了等一等的。如果没有疗效，我们俩都同意暂时停止一下。现在，你们仍在谈论人工授精，这超出了我们的范围。"

Katz 医生的解释

　　尽管之前同意这个治疗方案，但这对夫妇对下一步治疗方案却有分歧。这种情况并不少见，而且往往是女方改变了自己的立场。她们承受着服用药物的副作用，因药物治疗成功怀孕的喜悦，同时也承受失败的打击。这个过程没有逻辑可循，是高度情绪化和不理智的。但是许多男人却很理性地看待这一方面，会有不同感受，所以表现不同。

要点提示

- 情绪要高，但是成功和失败的可能性都是 50%，失望也是一种期望。
- 做好失败和责备的心理准备，包括你自己和你的伴侣。
- 在你接受不孕治疗之前或期间去进行咨询可能会对你有很多帮助。

悲惨的结局

Ruth 拒绝休息，这宛若她的使命一般，并没有谁或者什么事情能阻止她。当然也包括 Brad。在他眼中，她好像着了魔一样，变成了他不再认识的女人。面对此时诊室里的场景，Joseph 医生感到有些不安。Ruth 对 Brad 的怨气越来越大，他也不和她沟通。突然间 Brad 从椅子上站了起来，离开了。看到这一幕，Ruth 似乎很惊讶，她向 Joseph 医生解释了一下，就跟着他离开了诊室，Brad 只是疲倦地摇摇头。Joseph 医生感觉这情景太常见了。

回家的路上，Ruth 试着向 Brad 解释，但是这次他却不愿再说什么了。又是一次寂寞的回家之路。Brad 到家之后径直走向卧室，Ruth 想让他一个人待一会，就在电脑上查些有关人工授精的信息。当她听到 Brad 下楼的声音，转过头来，让她震惊的是，Brad 手里拿着行李包。"你要去哪里？"她用颤抖的声音问道。"我不得不从你这里离开，休息一下。"他答道。他俩相互凝视着，时间好像凝结住了，不知过了多久。她想开口恳求他留下来，却一个字也没说出口……

（鹿　群　时　晓译　魏丽惠校）

第十二章

终末期疾病和性欲

最后一次性生活

终末期女性肿瘤患者仍有性需要和性欲望,这听起来似乎很奇怪。性和死亡似乎看起来不应该相提并论,甚至社会上可能有人还会说这是禁忌的。我们已经讲了很多关于如何思考、讨论和照顾终末期肿瘤患者的话题。然而面临死亡,情侣之间仍需要以往的那种亲密行为和接触。

在本章,您将听到 Caryl 的故事,她患有终末期卵巢癌,且希望自己在患病的最后时刻在家中度过。她有 3 个女儿,现在均年少,只有十几岁,都希望能照顾自己的母亲,Caryl 也不想离开她们,她的丈夫因生活中发生的一切而倍受打击,他在周围许多朋友的支持下,帮助她度过人生中的最后几个星期。

在本章中,你将学习到:
- 即使在肿瘤的终末期,女性仍需要亲密行为。
- 即使是在临终关怀过程中,亲密行为是可能的。

Caryl 的故事

Caryl 一直是个热衷于健身的人。她高中时参加田径运动，在赢得一份运动员奖学金后升入大学。大学期间，20 岁那年，她认识了现在的丈夫 Jeff，他是她人生中的最爱。Jeff 是橄榄球队的四分卫队员，也获得了奖学金。他们的故事读起来像是个浪漫的爱情小说。毕业后，他们举行夏季婚礼，婚后育有 3 个可爱的女儿，每人都相差 2 岁。Jeff 在父亲的汽车专卖店工作，并在父亲退休后接管了家族产业。他在这一行干得相当成功，专卖店很快就成了当时他们州最大的汽车销售代理。家庭生活十分舒适，Caryl 是家庭主妇，从不在外工作。她积极活动在女儿们的学校里，并参与社区的读书俱乐部和慈善工作。她很健壮，在 30 多岁时曾跑过 3 个马拉松；到 40 岁时，改成了半程马拉松。全程的训练量对她来说运动量太大，而半程马拉松的训练量就少得多。

两年前，一次半程马拉松后，她恢复了很久，依然觉得疲乏，恢复期远远超过了以往。同时，Caryl 发觉穿的裤子有些变紧了，并感到盆腔有种模糊的压迫感。她担心了一阵，但很快就忙着组织图书馆的周年慈善募捐会，然后接着是圣诞节，带着女儿们乘船游览加勒比海。当他们从海上回来后，Caryl 常常感到腹胀和恶心，但自以为与在船上吃了太多油腻的东西有关，没去理会。4 个月后，Caryl 在年度体检时，被医生检查发现盆腔有异常；随后的几周检查让她很震惊，她得知自己患了晚期卵巢癌。接下来几个月，Caryl 在一系列检查后，进行了手术和辅助化疗。

Katz 医生的解释

卵巢癌起病隐匿,常伴随一些意义不明确的症状,如腹胀、恶心,易被认为是其他因素造成的。这类肿瘤常在晚期才被诊断。手术和化疗是最常用的治疗手段。最近显示,腹腔化疗可直接进入腹腔,对一些患者有效。经历这些治疗过程是很艰难的,多数妇女常感到虚弱,而一些患者可能无法完成全部的 6 个周期化疗。

更深的痛苦

Caryl 在治疗过程中出现了严重的副作用,她无法完成 3 个周期以上的治疗。她因此而自责,并因这样的失败向 Jeff 道歉。Jeff 勉强应对着妻子和家里发生的事情。女儿们因与他们分开而时常情绪失控,且这也使她们第一次夜不归宿。Jeff 怀疑二女儿 Jen 吸烟,但他已经没有精力去处理这些。当然,也确实不知道该怎么办,因为一直是 Caryl 教育孩子们,而他从未在这方面操过心。

Caryl 也很恼火。她的气愤在于付出自己的全部努力来强身健体,结果还是患上了这样的疾病;还气愤这件倒霉事刚好发生在孩子们的青春期(她们最大的 18 岁,最小的 14 岁),这时候她们比任何一个时期都更需要母亲。同时 Caryl 也恼火医生已无法为自己做更多的治疗。他们告诉 Caryl,她已经不能再耐受腹腔化疗,而尝试其他的治疗方式也没有太多的意义。她在杂志上和电视里看到的所有的那些奇迹故事,如某些女性在患乳腺

> **要点提示**
> - 可以对癌症感到恼火,但不要把怒气转嫁到家人身上。
> - 应对这种愤怒,某些人需要帮助。
> - 不是所有人都能很好地应对疾病或者治疗无效的状况。

癌之后跑马拉松、写书等这样的奇迹，并没有发生在她自己身上。

在深夜里

对 Caryl 来说，去看肿瘤科医生是件艰难的事。通常，在看医生的几天前，Caryl 先抽血化验，这很重要，因为如果 CA125 水平下降，是个预后好的迹象。但 Caryl 在停止化疗后的几个月里，仅有一次 CA125 的水平是下降的，而从那以后，CA125 的水平均缓慢上升。每次抽血都会增加 Caryl 的焦虑，使她无法入睡，因此她只能在家里看电视，度过漫漫长夜；如不看电视，就害怕黑夜。在那几个小时里，她所有最坏的恐惧都会浮现出来：她的女儿们、她的丈夫、她的朋友们都生活在没有她的世界里。Caryl 明白这些念头并不理智，但在那漆黑的长夜里，它们就像是从恐怖片里隐约出现的幽灵。天亮后，Caryl 筋疲力尽。她一天天地消瘦下去，以前富有肌肉和有曲线的身材，现在变得憔悴。她通过穿运动服以及从不在 Jeff 面前脱下衣服来掩盖这些。她自认为她的家庭成员没有注意这些变化，其实他们早就注意到了。

Katz 医生的解释

卵巢癌常常诊断于晚期，预后差。许多患有此种恶性肿瘤的女性气愤于这种不幸降临在自己身上。预料对家庭的损失也是常见和不利身心的。可是 Caryl 好像在独自抗争，即使她的家人已经意识到事情进展不好时。每个人都互相戒备着，什么事也不相互沟通。Jeff 和他们的女儿一样，正努力去应对。

艰难的交流

Caryl 经常与一个朋友去肿瘤医师那里诊疗。她不想麻烦 Jeff，因为她知道让 Jeff 陪她坐在候诊室里是非常困难的。而且，在诊疗中从来没有好消息出现。因此，她告诉 Jeff 有一群朋友愿意开车送自己去诊疗，让 Jeff 只管去上班。可是在一次预约诊疗的前3天，来自诊所的护士电话通知她下次诊疗时带丈夫 Jeff 一起去。这些只能意味着出现了一些严重的情况，她不由得出现一阵恶心的感觉。

这次就诊中，仅有肿瘤医师和她以前从未见过的一位社工人员在就诊室里。肿瘤医师解释说他们已尽了最大努力，做了所有可能做的事情，现在已无所可做。Caryl 正走向死亡（涌向她脑海的是"唉"的一声叹息），现在是该讨论临终关怀了。他们坐在那里，听到这些非常震惊，Jeff 几乎崩溃了。他从没想到这样的事情即将会发生，因为他想总能找到解决问题的办法，为什么肿瘤医师不能呢？社工人员谈论了姑息治疗与临终关怀等事宜。尽管这位社工人员的工作娴熟，话语轻柔地充满整个房间，但这些话却从未进入这对夫妇的耳朵里。他们慢慢地走向汽车，突然间衰老了许多。

那个周末，他们阅读了社工人员给的宣传小册子，并把女儿们叫到面前，进行了谈话。现在是大家面对现实的时候了，她们也有发言权。她们好像一下子从十几岁的孩子变成了大人，Jeff 对她们的反应

要点提示

- 这类重要的讨论要让孩子参与进来，特别是处于青少年或年龄稍大的孩子，他们知道的比你想象的要多。如果对他们隐瞒，则他们多会变得困惑或焦虑。
- 有许多临终关怀的方式，如在收容机构或医院里姑息治疗。可是许多人愿意在家中离去，这也是一个选择。
- 您的健康服务团队应拥有你所在区域的有关临终关怀的信息。

很惊奇。"妈妈,请您待在家里好吗?可以让我们照看您吗?"Caryl 开始哭泣,这正是她需要的,但不知怎么开口去说。她想待在家里和 Jeff 及女儿们在一起,直至生命终结。

几乎在终点线上

事实证明,Caryl 的朋友们是令人钦佩的。当听到她进入癌症晚期阶段,短短几天内,他们组织起来给她和她的家庭力所能及的帮助。此时正值夏天,所以她的 3 个女儿可以整天待在家里。她们大部分时间陪着 Caryl 静静地坐着,监测她的能量水平,以满足她的需要。被 Caryl 亲切地称作"为数不多的中意的"朋友们,将冰箱和储藏室塞满了食物和饮料,以供来探望她的人们享用。朋友们轮流来做家务,并做些可引起 Caryl 愉悦的事情。这些朋友中,许多人从未打扫过自己的家,他们家中雇有家政服务人员。仅仅看到她们拿着拖把或吸尘器的样子,就足以引起 Caryl 咯咯大笑起来,尽管这样会导致她喘不过气来。Jeff 则尽可能待在家中。可是说实在的,他感觉围绕在 Caryl 旁边的女人们有点太多了。

医院临终关怀组织中的一位护士每周会来随访一次。她要保证 Caryl 免受疼痛折磨,并提出建议及培训给正在护理母亲的 3 个女儿。她们每天帮助母亲淋浴、吹发,并涂上珠光唇膏,修剪指甲,并按摩双脚。Caryl 被浓浓的爱包围着。护士向她的同事介绍,有时候即使在最糟的情况下,要如何将事情做得更加完美。

要点提示

- 家人和朋友想帮助但经常不知道该做什么,给他们一些任务如清洁、洗涤衣物或盘子等,可以让他们感觉有意义。
- 把床挪到房间的中央可能比较方便,但你处在活动的中心,会特别疲乏,几乎没有休息时间。
- 有时候,朋友作为主导地位取代了配偶或其他家庭成员。作为一名朋友,你主导着家庭成员,需要询问是否超越了权限。

数周过去了，护士注意到 Caryl 似乎更加疲惫，并忍受着更多的疼痛。她挨着 Caryl 的床边坐下，告诉 Caryl 可以推一张床到家里来，这样她便不必攀爬楼梯了，因为这对于她瘦弱的体质来说，运动量太大了。护士又提供了更多的药物来止痛及治疗 Caryl 夜间不能入眠而导致的焦虑，这些都是很好的建议。几小时后，一张医疗床送到家里，并被放在小房间里。Caryl 的朋友从自己的花园里采摘鲜花装饰房间，使之充满花的色彩和美丽。

个人隐私

Caryl 以恍惚的状态度过几天时间。她既不感觉到饿，也不感觉到渴，她的怨气已经消失。代之的是看着女儿与她在一起度过的平和日子，以及一种从未有过的幸福感。可是 Jeff 好像失踪了，她不能确定如何找到他。他的进出犹如聚光灯下的小鹿。她的一切所需，很明显已被别人照顾好，Jeff 不知道还能做些什么或者怎么去做。一天下午，护士注意到 Jeff 在围绕 Caryl 的活动中已被边缘化，于是把他叫到旁边，轻轻地说道："你好像有点被遗忘了。"Jeff 眼里噙着泪水点点头，却欲言又止。"为什么不让我们给你们夫妻一些私密空间呢？"护士问道，Jeff 更有力地点了点头。

护士走进房间，悄悄地让 Caryl 的女儿们和在场的两个朋友退出来，以给 Caryl 和 Jeff 两人独处的时间。女儿们看起来有点尴尬，但是很快离开了房间。Caryl 的朋友同样离开了，她们的关切显示在脸上，难道这是生命的终结吗？可是她们也意识到夫妇俩需要独处的时间。当她们离开房间，Jeff 把护士叫到一边，犹豫地问道："我可以抚摸她吗？我非常想念她，她仍旧在这里。"他哽咽着，摇着头，尽量想抑制住自己的情感。护士回答道："当然可以抚摸她。我相信她也爱着并思念着你。"护士离开房间，提醒女儿们停止厨房里的工作，说她们正要做一项重要的工作来关心母亲。

Katz 医生的解释

把接近生命终点的人放在房间中间，如本例中的小房间，可以方便照顾并使其更加舒适，但同时意味着其隐私的失去，且来来往往的人也会使其感到非常疲惫。

Jeff 询问护士他是否可以抚摸自己的妻子，这并不意味着性接触，但在终末期是常有的和真实的，配偶可能觉得触摸自己的爱人需要获得允许或担心可能伤害到对方。也许他可能想用性的方式去触摸她，但并不预示着他想与妻子过性生活，只想触摸她，肌肤之亲而已，也许这是最后一次。对于许多夫妇，性是表达爱、喜欢和赏识的一种方式，在生命的终末期，表达这些感情的需要并没有消失。夫妇俩只是需要找到一种表达它的舒适的方式。

最后的遭遇

当护士和 Caryl 的朋友离开后，房间出奇的安静。女儿们回她们的房间。Jeff 可以听到从卧室飘来的音乐声。他慢慢地靠近病床，Caryl 听到他的脚步声，睁开了双眼。看到这位自从 19 岁即爱着的男人，她笑了，并示意他走近些。"想玩玩吗？"她低语道，这是夫妇俩暗示对方的密码。Jeff 的反应使两人都惊呆了，他大声而忙乱地以男人的方式啜泣着，她慢慢地挪动着瘦弱的身躯，以给做了 20 年丈夫的男人腾出一点空间。Jeff 小心翼翼地躺在她旁边，泪水滴落在她的肩上。她撩开脸上的头发，盯着他的眼睛。"我是当真的，想玩玩吗？"Jeff 不能确定她的本意。她怎么可能会想到性？她是在开玩笑吗？自己是幻听吗？她重复着，这次更加坚定："想玩玩吗？最后一次？"她的手拉着他的袖子，试图让他爬到自己身上。Jeff 屏住气，按着她的指示去做。小心地用肘部和膝部支撑着，他俯在她身上，她是那么瘦弱，不敢将身体的任何重量压向她,但她在大胆地做一个撞击,捅了下他的肋骨,"你要整夜都这么待在那里吗?"那么轻柔,像在耳语。他将身体移动过去,在她身上上下下来回移动着,盘旋着,但并不接触,而是采用动人的、以前许多次进行的那种亲密的方式。在他下面的床单激烈地颤动,而他在她身上的重量是那么轻,仅仅一分钟后,他就停下来,然后躺在她身旁边。深深的叹息弄乱了他的头发,"这是我所有过的最好的性生活。"她好像说着以前多次所说的话,他也可以感觉到她的微笑。她在他的怀中睡着了,但也许这是最后一次了。

Katz 医生的解释

表达爱有许多种方式,这次是一次真正的亲密行为,轻柔如耳语,近贴如呼吸。这次亲密行为中,Caryl 主导着这次行动,她告诉丈夫怎么去做。这对两人都是一个礼物,不同于以往的所作所为,但这对过去时光的追忆却有特别的作用。

她在早晨去世

两天后,护士告诉 Jeff,Caryl 随时可能离开人间,她几乎不能再清醒了,但她的精神却弥漫在房间。她的朋友每天仍然来,但她们主要在厨房里,小声交谈着,并自行沏茶或冲咖啡。Jeff 开始在房间里的长沙发上睡觉,如果他打盹了,女儿就坐在 Caryl 旁边。

在黎明前天空发亮的时候,女儿都在她们床上,Jeff 正在睡梦中,空气中的一些氛围使他睁开了眼。他甚至不必去碰她,他知道她已离开。

(赵丽君译 魏丽惠校)

第三篇

寻求帮助

本篇你将学到在性功能恢复过程中一些有用的资料和策略，你将会了解到一位女性肿瘤患者的配偶会发生什么以及当他的妻子患有癌症后出现问题时，他如何解决出现的性方面的问题。

第十三章

阴道乳液和药物治疗

对于正在经历性交困难的癌症患者来说,有什么药物或治疗方法有所帮助呢?我们能相信在电视、网络以及杂志上看到的东西吗?各种各样现存的药物及非药物产品都声称可改善性欲降低、性唤起减弱等,增加性快感和性高潮。本章将提供一些相关信息,有关哪些是有用的,哪些是没用的,哪些是有帮助的和安全的,哪些是未经检验和可能有潜在风险的。

我们就从那些声称有增加性欲的产品开始谈起。就像前几章讨论过的一样,性欲是一个复杂的现象,由心理因素和认知因素组成。基本上可以说,它既在你的大脑中,又在你的心中。有很多关于使用睾酮可以增进女性性欲的报道。也许你知道,睾酮是一种性激素,通常被描述成一种男性激素。女性体内含有由卵巢及肾上腺产生的低水平的睾酮。但我们并不知道,对女性来说这种激素水平的正常范围是多少,同时也有一些研究表明女性体内的睾酮水平与性欲之间无相关性。

我们知道,给绝经前切除卵巢的女性(通常是全子宫切除术时)服用睾酮,的确在一般情况方面感觉更好些,甚至在性功能方面可能也有好处。在两项关于女性补充睾酮的临床试验中，满意性生活的发生次数（研究测量结果）在两个研究中均增加，分别由每4周0.5次及0.73次升高至每4周2.1次及1.56次。但在试验中亦观察到很强的安慰剂效应，在对照组中给予完全不含任何药物的安慰剂补充亦出现了满意性生活发生次数的增加，而且两项试验只持续了6个星期。在现实生活中，女性需要补充睾酮的时间远长于此，在如此短时间的临床试验中无法证明药物的安全性。

睾酮在体内的脂肪组织中也会转变为雌激素，所以乳腺癌患者不应服用睾酮，否则可能增加复发概率。在证实睾酮的安全性之前，它在女性其他各种恶性肿瘤中都应慎用。

其他一些宣称有增加性唤起及性快感的产品中，多数是非处方药物，均含有刺激性的成分（如薄荷油等），可以导致皮肤及黏膜表面的血流增加，而这种血流的增加会被认为是性唤起。也可能是将这些产品涂抹在生殖器上时，这些动作本身引起了性唤起。大多数这些产品说明都指导使用者，将其均匀地涂抹在特定部位，所以也许就是这些涂抹的动作，而非产品本身引起了性唤起。所以，仔细阅读产品说明书，如果你看到琉璃苣油、薄荷油或者任何可能有刺激性的"天然"成分，千万不要购买。如果说明书上警告你该产品成分切勿入眼，那显然它也不应接触你的生殖器官。这对于接受过放射治疗的女性生殖器官尤为重要，因为放疗后组织变得十分敏感。

对于切除了卵巢或者服用抑制激素分泌药物的女性来说，阴道干燥是一个常遇到的问题。可以采用一些有效方法进行干预，如一些非处方类产品可能有帮助。首先是阴道乳液，如Replens®（'Lil Drug store Products, Inc.），该产品可以通过保湿锁住其本身重量60倍的水分，然后被阴道壁组织吸收，从而增加阴道壁的天然润滑性。如果你正在经受因阴道壁干燥而引起的疼痛的话，这种产品每周应用3次即可使你感觉很舒适。尽管此产品并非以性交时进入阴道更加舒适为目的，但是有些妇女在这种情况如此使用。使用者需要连续使用一段时间（一般使用3～4周）才能达到最好的效果，之后可以减少每周使用的次数，直到找到一个合适的使用间隔。

阴道干燥的原因是雌激素水平降低，阴道乳液不能解决这个根本问题。为改变这种状况，需要局部或者全身应用雌激素，如雌激素乳膏、药丸或者阴道环。当局部用药时，采用乳膏、雌激素子宫托或者放入阴道内的雌激素环用药，这样吸收入体循环的雌激素量很少。尽管是极微量的雌激素，肿瘤患者的主治医生可能对于是否能使用雌激素持有异议，所以使用者应该事先与肿瘤医生沟通。但雌激素是解决阴道干燥问题最有效的方法。

阴道润滑剂的目的是使进入阴道的过程更加舒适。它们可以用于性交活动，尤其肿瘤患者放疗后，不得不使用阴道扩张器的时候。阴道润滑剂通常在药店或者超市都可以购买得到，多数都是水性的。其中最著名的是 K-Y® 啫喱（McNeil-PPC, Inc.），用于性交活动前。但有些女性发现 K-Y 啫喱在性交活动中会很快变干、变黏。还有一种产品是 Astroglide®（Biofilm, Inc.），这种油性的产品可长时间使用不会变干，而且可以补充水分，但是有些女性发现甘油增加念珠菌感染的概率。以上两类产品现在市场上都有多种选择，而且可增加性爱的情趣。

硅胶润滑剂保持液性的时间更长，而且不被皮肤吸收。硅胶在湿漉漉的浴室地面会很滑，所以必须用肥皂和水将事后残留的润滑剂清洗干净。这些润滑剂不应用于硅胶扩张器及性爱玩具上，因为会使他们退化、老化。硅胶润滑剂一般不会在药店有售，但是可以在夫妻用品商店及网上买到（如 www.blowfish.com）。

不推荐使用油性的润滑剂如凡士林。它们会破坏乳胶避孕套。一些女性使用橄榄油、椰子油、维生素 E 油以及可可脂，也可以使用纯净矿物油,但是它通常含有凡士林,所以亦应慎用。

对于有性高潮困难的女性来说,学习并指导伴侣学会刺激自己的新方法可能有所帮助。在第 16 章中将介绍许多书籍,可能提供有用的信息。许多女性发现使用振动器可以使自己拥有真实而强烈的性高潮,甚至都不需要去性用品商店购买。你可以使用任何手动按摩或振动器也达到同样目的。你可以试验使用不同压力、振动器放置不同部位(直接放在阴蒂上,轻轻放在阴蒂上方、下方或者旁边)以及是否放置衣物在阴蒂上。一些女性觉得如果将振动器直接放在阴蒂上而不放一件衣物保护的话会感觉过于强烈。

小结

本章并不是为了赞助或者推销某一种产品或者服务。对于任何一种产品,均需重视"注意事项"。在使用任何产品在你的生殖器官上以及服用任何处方或非处方、天然或合成药品前,务必咨询你的健康顾问,尤其是当你正在接受某种治疗时。

(杨　帆译　王　悦校)

第十四章
谈论性爱

减轻紧张情绪的策略

人们常说最大的性器官是大脑,如果这是真的——那为什么?眼睛和嘴巴其次。这并不是以大小来比较,而是以重要性来比较的。他们的确距离大脑很近,且有直接的联系通路。我们常说眼睛看见东西,可以同时刺激我们的感官及性器官;嘴可表达和说出我们的感觉,可以增进或者破坏感情。

本章集中讲述沟通技巧。沟通是我们日常生活以及感情生活中的重要部分。谈论性对于很多人来说都很困难;我们可以开有关性的玩笑,而且性是从孩提时代到成人幽默的一个来源;但是有意义的性谈话,尤其同我们的伴侣,对于多数人来说是很困难的,甚至是痛苦和失落的。

为什么谈论性如此困难呢?似乎其他所有人都在谈。电视上脱口秀的主持人一直都在聊性。音乐频道播放着关于性的歌,使用淫荡的词汇和粗鲁的手势。小报上刊登名人和政客的性生活的轶事。但是这些是有意义的谈话吗?不是,这就是问题所在。我们听不到关于性的有意义的讨论，所以自己不知道如何进行这样的谈话。

多数人被前辈们有关性的负面信息所影响，如好女孩不谈性，男孩不必谈性，谈论性会给你带来麻烦等。多数人没有受过正规的性教育。如果我们幸运，会学习到关于月经及卫生用品的使用知识，但是没有学习关于性快感和如何得到性快感的知识。多数人没有健康的性模特，父母们除了警告我们，如果是坏女孩的话，会发生什么之外，从来不跟我们谈论性。许多人从来都不知道自己性器官的名称是什么，以及如何使它们获得性快感。许多人从来不知道什么会带给自己快感，并指望与自己一样被否定和忽视的性伴侣们带给他们快感。许多人也许仍然相信自慰是罪恶的，自慰会使你变成疯子或让你手掌上生长毛发，或者变瞎。如果那是真的，那将有成千上万的盲人走来走去，并且会有将手掌上的毛发整理及剪掉的沙龙。

所有这些因素都导致我们谈论性的时候很困难，而这些同样的因素亦影响着你的健康顾问，这也是为什么他们不会和你谈论性和肿瘤的原因。这也可以反映出人们在医学院校的教育安排中，只有极少的一部分时间被用于学习人类性行为。这真是太遗憾了。

综上一切关于性的有意义的谈话的最大障碍可能是我们担心。我们怕说错话显得自己像个傻瓜，怕伤害甚至侮辱到自己的伴侣，怕说出一些话让自己的伴侣愤怒而感觉被威胁，怕说出自己的真实想法后，自己可能会被拒绝。

以下是一些建议，帮助你和你的伴侣畅所欲言谈论关于性、爱、激情、痛苦以及任何在你们感情生活中遇到的问题。

找恰当的时间谈论

就像你经历过的其他重要讨论一样，你需要特意准备一个时间段来谈性。在你们两个都在匆忙上班的时候，就不是最佳时机。你也许会找到时间来计划假期，对吧？所以你肯定能找到时间来谈你们感情生活中很重要的话题。任何问题都不是一夜之间形成的，也不会一夜之间就解决掉。所以，当你开始谈论的时候，记得计划下一次谈话的时间。但是你要对每次谈话的时间进行限定，并且当谈话结束就结束了，不要拖拖拉拉，谈好几天，甚至好几周。

当你计划开始谈话时候，同时也应计划好谈话的地点。尽管听起来很奇怪，但你们最好不要在卧室里谈性（或者其他你们做爱的地方）。找一个中性的地点，关掉电视、收音机、电话，锁好门，确保狗已经吃饱、喝好并已经遛过。因为中途的打断会使本来就很敏感的话题看起来更加敏感，而且可能会破坏正在进行的讨论或者使你们分心。

直言敏感词

许多人都用一个词"下面"，表示自己的外阴、阴道和其他有关性和生殖的部分。但是我们从来不会大声说出那些词，甚至从来没听过别人大声说过。而且说出一些男性生殖器官可能就更加奇怪！我们中的一些人可能只知道一些自己小时候听父母讲的可爱的宝宝词，之后用在我们自己的孩子身上。但是我们会觉得跟自己的伴侣谈这些很难为情。

试着大声说出一个这些敏感词："阴道！"之后再说一遍，再说一遍，会变得越来越简单的！

准确提出问题

你应该提前决定自己想谈什么，并应该准备好开放地、真诚地、有建设性地谈论这件事情。这是需要提前计划好的，让自己的伴侣知道你想谈什么,也是个好主意。如果说"亲爱的,我们需要谈一下我们的性生活"就太宽泛了,而且容易使他/她感到困惑。我们的性生活怎样了?频率、体位、你的感觉?跟你的伴侣说清楚,这样他/她也能提前想想。比如说"我想谈谈我们性生活时出现的疼痛感"就是一个不错的邀请。

练习开场白的谈话技巧

谈论性,要求你对词语和期望有一个清楚的表达。我们中的许多人认为自己的伴侣可以或者应该能够猜测或者感受到我们的需要和感觉。你们可能互相很了解,可能可以说出对方想说的话,甚至同时有同样的想法,但是如果你想解决问题,你需要坦率而清楚地表达出你的想法和感受。

告诉你的伴侣你的感受是什么,为什么会这样。阐述来龙去脉很重要,以免你的伴侣认为是他/她的行为导致你出现这种感受。一句模棱两可的话"我没有性欲",可能会被理解为"她不爱/不想要我了",尽管真正的原因是你经历了化疗,你很累,你的阴道疼痛,你只喜欢亲吻和拥抱。

合理使用"我"这个词

谈论你自己是很重要的,不要总是让你的伴侣说。那是不公平的,而且对你们的谈话没有帮助。如果你由于手术的缘故,需要更直接的刺激才能性唤起,那就说出"如果你能多用点力来触摸我的阴蒂,我将非常乐意,你会非常喜欢它的"。那远比"你不知道如何让我兴奋"来得更有建设性。

通过使用"我"的陈述,你可以完全表达出而不是从你的伴侣口中得到你自己的感受,或者揣测你知道他/她的想法和感受。而且从你的伴侣的角度,并不觉得这是一种责怪。

平衡负面和正面信息

表达一件事有不同的方法，而且你如何表达这件事，可能在很大程度上影响到对此信息的接收。"你对性爱的要求快把我逼疯了"和"我不能想象像你一样，那么经常地做爱"两句话的语气完全不同。有时谈论性的时候，我们会说一些伤人的话，在我们的伴侣看来像是批评的话。平衡正面和负面信息是很有技巧的，但是如果小心处理，可以保护我们的感情，并减少伤害。如果你发现对你的伴侣的爱抚的反应改变了，你可以正面说"让我告诉你抚摸哪里，会让我感觉很好"，而不是负面地说"你不知道怎么才能让我感觉好"。

聆听

当你的伴侣讲话时，用你的双耳、你的心、你的脑去聆听。不要一边听，一边还在想还有衣服没洗，明天你要做什么，或者想他之前已经说过的东西。忘掉过去的记忆和将来的计划，真心地去聆听。

一些夫妻发现谈话时，手里拿着一些小东西很有用，比如一个木制勺子或者其他小摆设。当轮到他讲话时，手里便拿着这个小东西，直到他把这个小东西递给另外一方，他都不能被打断。这可以帮助聆听方集中精力，因为他/她在这段时间不能讲话。

我们感情生活中最美好的礼物，便是被真心地聆听。所以送给伴侣的礼物就是用心、用脑、用灵魂来聆听。

灵活

可能你想用某种方法来解决一些事情，但是你的伴侣也许有不同的看法。当谈论一些重要的问题时，我们可以变得很自我保护和顽固，之后什么事情都没有解决。退一步。当你正在听你的伴侣讲话时，暂时忘记你自己的想法，也许你会发现你的伴侣离你并没那么遥远。

寻求帮助

不要等到你面临危机了才开始寻求帮助。如果每次讨论都以吵架结束，那你可能需要帮助了。如果每次吵架后，两个人都还会冷战一周，那么你确实需要帮助。婚姻治疗师和性爱咨询师都是受过高等教育的专家，专长于帮助夫妻们了解影响他们感情的因素，找到方法使他们能更好地谈话、互动及相爱。

沟通是我们所有人际关系中最重要的一环，但我们都需要多加练习，以便更好地沟通。

（杨　帆译　王　悦校）

第十五章

男人的性苦恼

当伴侣患有癌症时,他该怎么办?

当夫妇中的一方患有癌症时,其伴侣其实也遭受着痛苦。本章将详细阐述可能影响伴侣的性相关问题。如有些男性因为伴侣在性生活时感觉疼痛和感觉不适,因而出现勃起功能障碍。

本章将以 Gayle 和 Dave 这对 60 岁的夫妇为例进行分析。这对夫妇刚刚退休,正准备享受闲暇时光的时候,Gayle 却被确诊为子宫内膜癌。在手术和放疗之后,她的疗效不错,而 Gayle 随之出现了性交困难的问题,她为此而尽力调整,但这已经对 Dave 的性功能产生了影响。

与本书中的其他章节不同,本章的讨论焦点在于男性,你将了解到:

- 男性的性功能如何受伴侣的性问题影响?
- 相关问题的解决策略。

Dave 的故事

当他静下来回想这些的时候，几乎难以想象去年所发生的事情是何等的艰难。妻子 Gayle 在一月份早些的时候因子宫癌而接受治疗，那时也正是他们夫妻俩刚刚退休的时候。她在医院住了5天并接受手术治疗，随后花了更长的时间才恢复过来。Dave 以往并不习惯待在家里做事，因此在那段时间他备受煎熬。6周后，Gayle 刚开始感觉好一些，却接着开始接受放疗，这让她感觉非常疲惫。此后 Dave 的脾气也变得暴躁起来，他希望所有的事情都像以前那样顺理成章地进行，如原本他们在退休后有很多美好的计划，包括打高尔夫球和冬季到佛罗里达旅行等，但现在这些全都化为乌有了。当想到未来的时候，他真的难以快乐起来。因为所发生的这些，绝对不是原计划的。

Katz 医生的解释

癌症所影响的不仅仅是患者本人，它也会对患者的伴侣和家庭成员产生巨大的震动。Dave 发现之前精心设计的退休计划全部改变了，所以他很难过。貌似 Dave 看起来有些自私，只为自己着想，但是生活中确实有些人的适应能力较差，比如 Dave，当突如其来的事情改变了原有计划时，他很难做好其他事情。

太阳又升起来了

Gayle 的手术结束一年后，Dave 看到了她身上的一些变化，她变得更有精力，而且更喜欢外出，甚至她又开始对厨艺感兴趣了。这些都让 Dave 很激动。因为他已经吃了差不多一年的三明治和汤了，而现在可以享用妻子做的家常菜了。

Gayle 对丈夫也变得更感兴趣。去年，她经常回避丈夫，尤其是当丈夫抱她的时候。她推开他的胳膊,并且发出"哼"的声音,表示不屑一顾。放疗之后,她还是远远避开他,回避他。Dave 对他的很多朋友说起了这些事,他们中的一些人的妻子也曾进行子宫切除术,他们直截了当地告诉 Dave,自从手术后,性生活就变成遥远的回忆了。

但最近她确实对她的丈夫感兴趣了。虽然她没有对丈夫提出什么性要求——这也并不是她的风格,但是她对丈夫变得更温柔了。昨天晚餐之后,她温柔地拍了拍他丈夫的头——这是一个好的信号。自从手术以来,他们一直分居,她说自己难以入睡的原因是"丈夫的鼾声足以震聋半个楼里的居民",而他则没听见自己的鼾声,他也不因此与妻子争执。

Katz 医生的解释

夫妇双方发生性行为前,一般都会按照一直以来的行为模式进行——简称"性脚本"。不过,如果总是这样的话,那就显得太死板了。想一想你的性生活是怎样的?有创造性吗?别出心裁吗?你是更喜欢新奇的事情,还是更喜欢一次又一次做同样的事情?当然,性脚本没有正确和错误之分,该是什么样子就是什么样子。

Dave 和 Gayle 的性脚本是相当传统的。他发起,而妻子或同意或拒绝。自从妻子生病后,她拒绝了很多次。但这次她给了他暗示,就像轻拍他的头这样特别的信息。虽然她似乎开始感兴趣了,但还需要丈夫迈出第一步。

可能今晚……

在 Gayle 轻拍过 Dave 的头之后,他跟着她到了阳台。他不想错过这次机会。他小心翼翼地抱住她的腰,而她也并没有推开他的胳膊。Dave 有点不敢相信他的好运。他吻了她的脖子,而她仍然站在那。Dave 迫不及待拥着她，想进入卧室。因为分居，他不得不犹豫该去哪间卧室。Gayle 咯咯直笑，说道："去有大床的那个房间，傻瓜。"然后他们就进了一起生活了 42 年的那个卧室。

Dave 和 Gayle 很快进入了他们之前相同的方式——如果不算两年恋爱时间的已 43 年之久的方式。Gayle 似乎开始兴奋，而 Dave 也因为很激动，所以没有像以往一样在性生活前花很多时间。虽然大脑中有个声音告诉他放慢一点节奏，但是还有声音告诉他，应当全速前进，以防妻子改变主意。正当他试图把阴茎插入妻子的阴道的时候，他感觉到妻子的紧张，然后就听到了她一声急速的呼吸。他突然意识到可能弄伤了她，试图停下来说点什么……但就在那时一切都结束了，没有高潮。

Katz 医生的解释

发生在 Dave 身上的事并不少见。Dave 太兴奋以至于失去了自制力。他没能像平常一样在性前戏上花足够的时间，他也没有问她是否做好性交的准备。当此时即当他在插入阴道的时候，她的反应（疼痛？惊讶？）干扰了 Dave，然后他就高潮了，这比他想象的要早得多。

在医学上这叫做早泄。除非这令男方或女方不满意，否则不算是一种疾病，也不需要寻求治疗。但这可能会让一方或双方感觉不满意。

余波

Dave 从她身上起来，然后躺在了她的身旁边。因为害怕说什么，所以他只是闭眼躺着，时不时地瞥他妻子一眼。她也躺着，但随后他就看到从她的脸颊上流下眼泪来。Dave 讨厌看到她哭，因为这真的让他心烦。但是这次他却开口说："对不起，亲爱的,是我弄疼了你吗? 我做错什么了吗?"Gayle突然大哭了起来。她告诉丈夫过去的一年看到他这样沮丧和没有性生活让她感觉太糟糕了。Dave试图安慰她,他想告诉她,这些都没关系,他的朋友们都说在这种手术之后不进行性生活是正常的。但是她没有给Dave机会,她不停地呜咽,不停地说着。而他只能听着。过了一会儿,她的话在Dave的耳边变得模糊不清,他轻拍她的大腿假装听着。她似乎接受了这些,而Dave很快就睡着了。

第二天晚餐以后,她说还想再试一次。他听了以后有点吃惊,但是还是充满希望,赞同了她的计划。然而还是发生了相同的事情。在他的阴茎快接近她的阴道的时候,高潮就来了。这次她没有哭泣。Gayle想开句玩笑,但是Dave却一脸愁容。他有些生气,但自己并不确定生气什么和为什么生气。Gayle也不知所措。他们躺了一会儿,然后Dave就站起来了,一直看电视到深夜。

Katz医生的解释

早泄可能发生在一段时间内没有性生活的男性,普遍认为可能原因是缺乏对兴奋的控制而导致高潮。也可能是由于担心或害怕的心理存在,此时常会发生。在这个案例中,担心伤害妻子,或者担心她会改变主意而停止性生活。出现这种事情,没必要太过理会,也不应责备任何一方,因为这种情况时有发生。

当发生了一次以后,更有可能再次发生。这就正好是他们第二次性生活的时候发生的事情。Dave担心会再次发生,所以发生了。这使得男方和女方都会压抑。他可能害怕再次发生,感到丢人而不去做。即使女方安慰他,他可能不会相信或者认为她在撒谎。这些可能会蔓延到影响他们的关系,或许他可能不信任她。

情况更加糟糕

在接下来的几周,夫妻双方互相开始回避。Dave 不想说发生了什么,Gayle 也不知道应该怎么说和如何做。她试着在看电视的时候依偎在他旁边,但他很快就坐到别的地方去。很快 Gayle 就放弃了。在一个晚上,晚餐时她打开了一瓶葡萄酒,他们把整瓶酒都喝完了。Dave 已经烂醉如泥了,心情也放松了。Gayle 比丈夫喝的要少,但她有些鲁莽,并且决定尝试一次。她让他刷完牙,给他换上睡觉时的旧衬衫,然后扶着他走进了她自己睡觉的房间。当他们开始性生活时,Dave 因为喝了太多酒,而使他忘记了前两次生气的经历。抑或他仅是满怀希望或酒精太多以至于难以照料。他们在床上胡乱抱在一起,都有些不能呼吸,但是因为酒醉的感觉很好,接下来什么也没发生。Dave 不能勃起了。这使得他立即就清醒了,推开 Gayle 的拥抱,然后蹒跚着回到了自己的房间,留下了 Gayle 一个人在房间里哭泣。为什么会不行呢?

Katz 医生的解释

一旦男性有过早泄的经历,就经常由此引发出另一个问题——勃起困难。在 Dave 的例子中,这次是因为酒精可能会导致暂时性的勃起困难。但对于 Dave 来说,即使他只是有点微醉,他也会关注这次短暂的勃起。勃起,一部分是因为阴茎的刺激,另一个很重要的因素在于大脑。例如任何对失败的害怕都会妨碍神经对勃起的控制,从而最终不能勃起。这就会导致接下来一次接一次地害怕失败。

男性在性方面或者勃起方面遇到问题时,会经常让他们十分郁闷。他们在伴侣面前常常会寻找方法隐藏他们的问题。例如当伴侣开始性生活的时候,跟她打架或者比伴侣睡得早或睡得晚，从而避免性生活。随着针对勃起困难的药物治疗的进展，更多男性会对他们的医生诉说勃起方面的问题。

第二天早上

第二天早上，Dave 径直走进了厨房，一眼也不看自己的妻子。他也不能肯定他是否生气、尴尬或者惭愧。他肯定不知道说什么或者做什么，但是他饿了，厨房里有吃的。Gayle 在那儿，她因昨晚戏弄丈夫而感到负罪。她也说服自己这所有的一切都是她一个人的错——如果她没有得癌症，那他们生活中的每一件事就像过去计划的一样。现在她把这些都毁了。他们一句话也没说，只是煮了咖啡和烤面包。他读他的报纸，而她则是在喝咖啡后，把吧台擦亮。

15 分钟以后，Gayle 再也忍受不了片刻的寂静。一瞬间她就把嘴里的话都说了出来……她表示抱歉，说她毁了他们的生活，因为她认为喝酒可能会有点帮助，所以她灌醉了丈夫，但是也没有帮助，而现在她毁了所有的事情。这一次她没有哭，这让丈夫很吃惊，丈夫告诉她要冷静，什么事情也没有被毁掉，他会处理好这些。他没有告诉她怎么办，但有个计划，这个计划包括从他朋友那里获知如何接受勃起困难的药物治疗。

Katz 医生的解释

早上厨房的一幕对于经历了一些烦心事之后的夫妻来说是非常常见的。道歉和接受是婚姻生活的润滑剂，这对双方都是个机会。

Dave 考虑了一些针对他的勃起问题确实行之有效的方法，但是从朋友那里得到药物治疗可能不是一个好主意。尽管这

> 些药物被广泛应用于数以百万计的男性,但是无论他的朋友多么慷慨大方,药物治疗应该在医生的指导下进行,而不是从朋友那里得到。因为这类药物有一些副作用,且对于因胸痛而服用硝酸酯类药物和有严重心脏病病史的人是禁用的。这就是在药店不能买到这类药物的原因。

一个真正的朋友

过了几天,Dave 约他的朋友 Paul 一起喝咖啡。他有一个计划——找他的朋友要药——但是他不确定怎么开口。他不想告诉 Paul 自己有这样的问题,但是怎么问呢?Paul 在退休前做过医药代表,或许 Dave 可以直接告诉他自己的问题。Paul 曾经开过玩笑说他 65 岁以后应当需要一些帮助,所以他可能容易有同感。

在寒暄了 45 分钟之后,Dave 直截了当地问 Paul,有没有一两片蓝药片给他。Paul 绷着脸告诉他真的想帮助他,但是 Dave 应该去看医生。"无意冒犯,朋友,但是我的良心过意不去,这是我在公司里学到的第一件事:不要把药给家人或者朋友,这太危险了。"

Dave 知道 Paul 是对的,并且对这样的要求表示歉意。但是现在他已经把这些事告诉给别人了,他知道也应该去告诉他的医生。回到家,和医生约了几天之后看门诊。他没有告诉妻子自己做了什么。这是他自己的问题,他要自己去解决。

这个男人要做什么?

周五,他提前 10 分钟到了 Stinson 医生的门诊。在去医院的路上,他的脑海里反复练习着要进行的谈话内容。当 Stinson 医生问他为什么来这里时,他开始背诵他的谈话内容,但是他没想到 Stinson 会打断他的谈话,并且问他问题。在这之前,他只是把整个故事讲给医生听：他有两次高潮，如何发生早泄，感觉如何的差，年仅 62 岁的他现在如何连勃起也不行了，等等。

Stinson 医生对他解释一件事情，如何会导致另一件事情的发生，反过来，这些事情又会使第一个问题变坏。Dave 对这些事情如此有道理感到惊奇，他也渴望想听到他的问题怎样得到帮助。Stinson 医生并没有针对帮助他的勃起障碍开什么药，他问 Dave 什么问题是他最想解决的。Dave 也不确定，这些都彼此联系，先解决哪个呢？

Stinson 医生概述了两个选择：他可以通过服药来帮助他获得和保持勃起，但仍然有可能很快达到高潮以至于他和他妻子都不满意；或者他可以通过服用抗抑郁药来延迟高潮，这或许会给他信心，而且对于勃起的问题也不需要其他的帮助。Dave 很吃惊会有这么复杂的选择，谁会想到如此复杂呢？

Katz 医生的解释

Dave 面临 Stinson 医生给他提出的、两个都相互影响的问题。Dave 可以服药，而药物是通过改变阴茎组织内一系列复杂的酶反应，从而帮助血液存留在阴茎内，但是对于 Dave 的早泄问题似乎没有帮助。这个问题一部分是心理因素，可以通过性疗法得到帮助。但是 Stinson 医生也提出了另外一种潜在的解决方法，每日服用抗抑郁药对延迟高潮有正面的影响。这项发现归功于当患有抑郁和焦虑症的患者服用药物治疗并常常抱怨很难达到高潮，这是药物适应证以外的用法，是美国 FDA（食品和药品监督管理局）未批准针对早泄治疗的方法。

做有计划的男人

Dave 决定好好考虑一下这个问题,他脑海中的一个声音告诉他,应该把这些都告诉给妻子 Gayle。他们之前完全没有认真地讨论过这个问题,多数时候都是互相生气并且彼此沉默,最后 Gayle 大哭一场。

但现在或许就在这两个选择当中,他有了一些潜在的解决方法。他是一个有计划的男人。

(徐　涛译　王建六校)

第十六章

从哪里寻求帮助

本章提供了可能会给你更多指导的信息资源。这份列表并不是这些资源的宣传,而是确实可以从中找到有用的指导信息。

小册子和杂志

- American Association for Marriage and Family Therapy. (2002). *Female sexual problems*. Retrieved August 15, 2008, from http：//www. aamft. org/families/consumer_updates/femalesexualproblems. asp

  注：美国婚姻与家庭治疗协会（2002）. 女性的性问题，2008年8月15日. 网址：http：//www. aamft. org/families/consumer_updates/femalesexualproblems. asp

- Silence about sexual problem can hurt relationships. ［JAMA Patient Page］(1999). *JAMA*, 281 (6), 584

  注：对性问题保持沉默会伤害两性关系［美国医学会期刊（JAMA）病人页］(1999). 美国医学会期刊，281 (6), 584.

- National Library of Medicine. (2007). *MedlinePlus medical encyclopedia*: *Inhibited sexual desire*. Retrieved August 15, 2008, from http://www.nlm.nih.gov/medlineplus/ency/article/001952.htm

  注: 美国国立医学图书馆 (2007). 医学百科全书数据库: 性压抑. 2008年8月15日. 网址: http://www.nlm.nih.gov/medlineplus/ency/article/001952.htm

- The Women's Sexual Health Foundation. (2004). *Are you a woman experiencing desire diffuiculties*? Retrieved August 15, 2008, from http://www.twshf.org/pdf/desire_diff_brochure_3_fold_twshf.pdf

  注: 妇女的性健康基金会 (2004). 你是否正在经历性欲望唤醒困难? 2008年8月15日. 网址: http://www.twshf.org/pdf/desire_diff_brochure_3_fold_twshf.pdf

- The Women's Sexual Health Foundation. (2004). *Talking with your doctor about sexual difficulties*. Retrieved August 15, 2008, from http://www.twshf.org/pdf/TWSHF_Talking_With_Your_Doctor.pdf

  注: 妇女的性健康基金会 (2004). 与你的医生谈论你的性问题. 2008年8月15日. 网址: http://www.twshf.org/pdf/TWSHF_Talking_with_your_doctor.pdf

书籍

性欲

- Goodwin, A. J., & Agronin, M. E. (1998). A woman's guide to overcoming sexual fear and pain. Oakland, CA: New harbinger Publications.

注：《女性克服性恐惧和性疼痛的指导》(1998)，作者：Goodwin, A. J. &Agronin, M. E. 乌克兰：新预兆出版。

- Reichman, J. (1998). I'm not in the mood: What every woman should know about improving her libido. New York: William Morrow and Company.

  注：《我没有心情：每一个女性都应该知道她们的性欲的重要性》(1998)，作者：Reichman, J. 纽约：威廉明日公司。

- Simon, J. A., &Houston, V. (2001). Restore yourself: A women's guide to reviving her sexual desire and passion for life. New York: Berkley Publishing Group.

  注：《找回你自己：女性寻回生活中的性欲与激情的指导》(2001)。作者：Simon, J. A, &Houston, V. 纽约：伯克利出版集团。

- Weiner, D. M. (2003). The sex-starved marriage. New York: Simon and Schuster.

  注：《性饥饿婚姻》(2003) 作者：Weiner, D. M. 纽约：西蒙与舒斯特。

女性性高潮

- Barbach, L. (2000). For yourself: The fulfillment of female sexuality. New York: Anchor Books.

  注：《为自己：女性性欲的实现》(2000)，作者：Barbach, L. 纽约：Anchor books。

- Heart, M. (1998). When the earth moves: Women and orgasm. Berkeley, CA: Celestial Arts.

  注：《当地球运动时：女性与性高潮》(1998)，作者：Heart, M. 伯克利：Celestial arts。

- Heiman, J., &Lopicollo, J. (1998). Becoming orgasmic.

New York: Simon and Schuster.

注:《获得性高潮》(1988),作者:Heiman,J,&Lopicollo,J. 纽约:西蒙与舒斯特。

- Komisaruk, B., Bayer-Flores, C., &Whipple, B. (2006). The science of orgasm. Baltimore: Johns Hopkins University Press.

注:《性高潮的科学》(2006),作者:Komisaruk,B,Bayer-Flores,C. &Whipple,B. 纽约:西蒙与舒斯特。

- Paget, L. (2001). The big O. New York: Broadway Books.

注:《强烈的高潮》(2001),作者:Paget,L. 纽约:百老汇图书。

一般性行为

- Barbach, L. (2001). For each other. New York: Penguin Books.

注:《给每一个人》(2001),作者:Barbach,L. 纽约:企鹅图书。

- Brown, M. &Braveman, S. (2007). CPR for your sex life: How to breathe life into a dead, dying, or dull sex life. Charleston, SC: BookSurge Publishing.

注:《性生活的心肺复苏:如何让即将死亡或已经死亡的性生活恢复呼吸》(2007),作者:Brown,M. &Braveman,S. 查尔斯顿:波浪书出版。

- Joannides, P. (2008). The guide to getting it on (6th ed.). Waldport, OR: Goofy Foot Press.

注:《得到它的指导》(2008),作者:Joannides,P. 沃尔德贝特:傻瓜脚印报刊。

女性的性欲

- Berman, J. R. &Berman, L. A. (2000). For women only: A revolutionary guide to overcoming sexual dysfunction and reclaiming your sex life. New York: Henry Holt and Company.

  注:《写给女性：一个克服性功能障碍和找回你的性生活的革命性的指导》(2000), 作者: Berman, J. R. &Berman, L. A. 纽约：亨利霍尔特公司。

- Daniluk, J. (1998) Women's ssexuality across the lifespan. New York: Guilford Press.

  注:《女性在整个生命周期中的性欲》(1998), 作者: Daniluk, J. 纽约：吉尔福德报刊。

- Ellison, C. (2000). Women's sexualities. Oakland, CA: New Harbinger Publications.

  注:《女性的性欲》(2000), 作者: Ellison, C. 乌克兰：新预兆出版。

- Foley, S. A. &Sugrue, D. P. (2002). Sex matters for women: Acomplete guide to taking care of your sexual self. New York: Guilford Press.

  注:《女性的性麻烦：照看好你的性生活的手册》(2002), 作者: Foley, S. A. &Sugrue, D. P. 纽约：吉尔福德报刊。

- Klein, M. &Robbins, R. (1998). Let me count the ways: Discovering great sex without intercourse. New York: Penguin Putnam.

  注:《让我解密这些途径：发现没有性交的伟大的性》(1998), 作者: Klein, M. &Robbins, R. 纽约：企鹅普特南。

- Leiblum, S. &Sachs, J. (2002). Getting the sex you want:

A women's guide to becoming proud, passionate, and please in bed. New York: Crown.

注:《得到你想要的性: 让女性在床上变得自豪、热情和愉快的指导》(2002), 作者: Leiblum, S. &Sachs, J. 纽约: 成长。

- Levine, S. B. (1998). Sexuality in mid-life. New York: Plenim Press.

注:《中年人的性欲》(1998), 作者: Levine, S. B. 纽约: 全会报刊。

性与年龄

- Price, J. (2006). Better than I ever expected. Emeryville, CA: Seal Press.

注:《比我期待的好》(2006), 作者: Price, J. 埃默里维尔: 封印报刊。

癌症与性

- Katz, A. (2007). Breaking the silence on cancer and sexuality: A bandbook for healthcare. Prittsbudgh, PA: Oncology Nursing Society.

注:《打破癌症与性的沉默: 一本医疗服务提供者的手册》(2007), 作者: Katz, A. 匹兹堡: 肿瘤护理学会。

- Schove, L. (1997). Sexuality and fertility after cancer. New York: John Wiley and sons.

注:《肿瘤患者的性功能和生育能力》(1997), 作者: Schove, L. 纽约: 约翰威利与萨姆。

网站

- **Cancer Survivors Network**

  www. acscsn. org

  Vast amount of information related to surviving and thriving after cancer.

  Sponsored by the American Cancer Society.

  注：癌症幸存者网络，有许多关于癌症之后的生存信息。此网站由美国肿瘤协会创建。

- **Female Sexual Dysfunction Online**

  www. femalesexualdysfunctiononline. org

  A professional Web site for clinicians and reseachers. Has useful information, although academic in style.

  注：女性性功能障碍网站，临床医生和研究者的专业网站。此网站虽然在形式上很学术，但包含很多有用的信息。

- **Fertile Hope**

  www. fertilehope. org/index. cfm

  A nonprofit organization dedicated to providing reproductive information, support, and hope to patients with cancer and survivors whose medical treatment present the risk of infertility.

  注：不育者的希望，这是一个非营利的网站。它提供了生殖方面的信息，给因为癌症或者治疗而存在不孕风险的患者带来希望和支持。

- **National Sexuality Resource Center**

  www. nsrc. sfsu. edu

  Contains a wealth of information for consumers and clinicians

  注：国家性资源中心，此网站为消费者和临床医生提供了丰富

的信息。

- **OncoLink**

  www.oncolink.com/index.cfm

  Comprehensive cancer information from the University of Pennsylvania for patients and their families.

  注：肿瘤在线，为患者及其家属提供的来自宾夕法尼亚大学的综合癌症信息。

- **Out With Cancer**

  www.outwithcancer.com

  An online resource for gay, lebian, bisexual, and transgendered people with cancer.

  注：走出癌症，为患有癌症的男女同性恋者、异性恋者和变性人提供的网络资源。

网上零售商

- Come as You Are (Canadian)［做你自己（加拿大）］：www.comeasyouare.com
- Eve's Garden（亚当夏娃的花园）：www.evesgarden.com
- Good Vibrations（良好的振动）：www.goodvibes.com
- The Pleasure Chest（诱人的胸部）：www.apleasurechest.com
- Toys in Babeland（巴布兰的玩具）：www.babeland.com

专业辅导

- 在北美的美国性教育、辅导和治疗工作者协会（www.aasect.org）里有很多优秀的辅导师和治疗师。

（刘冰洁译）